# Interpretation des EKG

*Ein praktischer und intuitiver Ratgeber, um EKG zu lesen und zur Diagnose und Behandlung von Arrhythmien*

Nathan Orwell

# Inhaltsverzeichnis

# Einführung

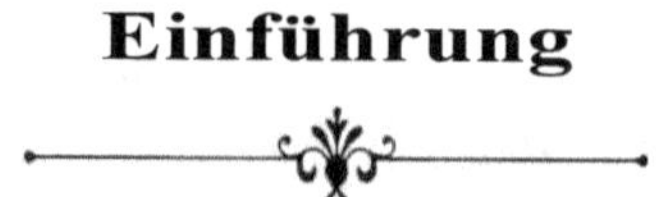

Unser Herz ist eines der wichtigsten Organe neben dem Gehirn, und seine Funktion ist eine Pumpe, die es dem Blut ermöglicht, sich zu bewegen, um das Gewebe mit Sauerstoff zu versorgen. In diesem Buch werden wir sehen, wie es funktioniert und wie man verschiedene Mechanismen durch das EKG interpretieren kann.

Das EKG ist eine der häufigsten Diagnosen Einrichtungen. Es ist das erste Instrument, das bei Notfällen im Herzen oder bei routinemäßigen medizinischen Untersuchungen am Herzen angewendet wird. Es ist wichtig, sich die Symptome anzuhören, die auf mehr oder weniger wichtige Herzerkrankungen hinweisen können, und dann wird es der Arzt sein, der uns in die richtige Richtung führt.

In der Lage zu sein, einen allgemeinen Überblick über die gesamte EKG-Kurve zu erhalten, ist eine wichtige Hilfe, um die Interpretation unseres Vertrauensarztes (oder des mit der Durchführung der Untersuchung beauftragten Arztes) besser verstehen zu können und unnötige Ängste und Sorgen zu vermeiden, die oft durch mangelnde Kenntnis und

Vertrautheit mit der medizinisch-wissenschaftlichen Terminologie entstehen.

Das Ziel dieses Buches besteht nämlich keineswegs darin, die Fachleute auf diesem Gebiet zu ersetzen, sondern lediglich ein Hilfsmittel zur Verfügung zu stellen, um mit Worten und Mechanismen ausschließlich medizinischen Ursprungs vertraut zu machen und sie jedem von uns zugänglich zu machen.

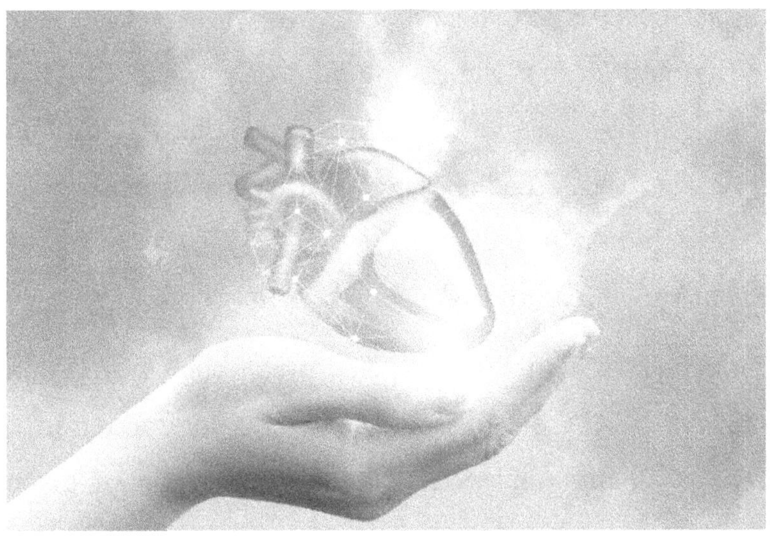

Wir beginnen mit einer kurzen, vereinfachten Beschreibung der Anatomie und Physiologie des Herzens, gefolgt von der Erklärung der wichtigsten Mechanismen der elektrischen Leitung des Herzens, die der Aufzeichnung des kardialen Signals zugrunde liegen. Danach gehen wir genauer in das EKG-Gerät ein und beschreiben die Funktion und die einzelnen Elemente. Wie werden sehen der Betrieb der Elektroden und wie sie sich auf der Körperoberfläche stellen.

Schließlich werden wir Vorschläge unterbreiten, wie die Aufzeichnungen sowohl unter physiologischen Bedingungen als auch unter Bezugnahme auf die wichtigsten Herzerkrankungen gelesen werden können. Das Elektrokardiogramm (EKG) ist in der Tat das Top-Level-Werkzeug zur Diagnose aller Situationen, die die elektrische Aktivität des Herzens beeinträchtigen, wie Myokardinfarkt, Herzrhythmusstörungen, Angina, Vergrößerung des Herzvolumen, Herzerkrankungen, Elektrolytstörungen, Wirkungen auf das Herz von Medikamenten wie Antiarrhythmika und Antidepressiva. Alle diese Zustände können Anomalien im EKG verursachen.

Für eine genaue und wirksame Interpretation des EKG ist ein systematischer Ansatz erforderlich. Die Interpretation des EKG ist nicht nur eine Übung der morphologischen Erkennung, sondern erfordert die Fähigkeit zur Analyse des gesamten Materials in Bezug auf Anatomie und Herzphysiologie. Mit diesem Band wollen wir einen vereinfachten Blick auf den gesamten Prozess der Registrierung eines EKG werfen.

# Kapitel 1
# Wichtigste Elemente der Anatomie

Das Herz ist das Hauptorgan des Herz-Kreislauf-Systems, das durch das in den Blutgefäßen zirkulierende Blut die benötigten Substanzen im gesamten Körper verteilt. Es ist ein unfreiwilliges Muskelorgan (seine Kontraktionsaktivität wird nicht durch eine Nervenkontrolle bestimmt).

Es wird geschätzt, dass das Gewicht einer erwachsenen Person zwischen 250 und 300 Gramm beträgt und die Größe einer Handfläche entspricht. Das Herz ist 12 bis 13 cm lang, 8 bis 10 cm breit und etwa 7 cm dick. Es schlägt durchschnittlich 100,000-mal pro Tag und pumpt etwa 5 bis 6 Liter Blut pro Minute durch den Körper.

Das Herz befindet sich direkt hinter dem Brustbein, leicht links, begrenzt durch das Zwerchfell unterhalb des Brustbeins, das es vor anderen Organen schützt, im mittleren Bereich des Brustkorbes zwischen der Lunge und der Wirbelsäule.

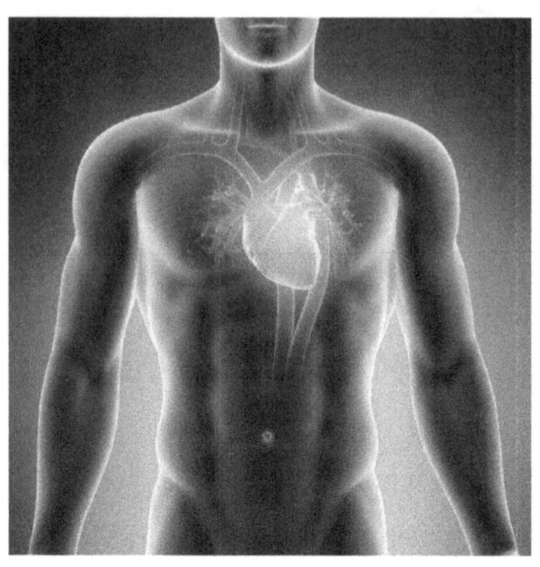

Eine dicke Bindehautmembran wird von Herzbeuteln geschützt, die die Wurzeln der wichtigsten Blutgefäße schützt. Das Herz braucht so viel Schutz wie möglich, weshalb es in den Brustkorb passt und an der Wirbelsäule und dem Zwerchfell befestigt ist, mit starken Bändern, die es an seinem Platz halten und vor Bewegungen schützen.

Das Herz besteht hauptsächlich aus Muskelgewebe, seine Position ist schräg zur Körperachse. Seine Wände bestehen hauptsächlich aus drei Schichten: Epikard, Myokard und Endokard.

Das Epikard ist die äußere Schicht, im Grunde eine Membran, die das Herz bedeckt und schützt und Schmierflüssigkeit produziert. Das Myokard wird häufig als "Muskel" des Herzens bezeichnet. Es ist das Gewebe, das sich zusammenzieht und entspannt, um einen Herzschlag zu erzeugen, der das Blut durch den Körper treibt. Das Endokard ist eine sehr glatte Gewebeschicht, die die Innenseite bedeckt und die Bildung von Blutgerinnseln verhindert.

Man kann das Herz in zwei Teile teilen, je nachdem, welche Art Blut auf dem Herzen zirkuliert: rechts ist die Hohlvene, mit wenig sauerstoffreichem Blut, links die Arterie mit sauerstoffreichem Blut. Jede von ihnen teilt sich in vier Hauptkammern auf. Diese vier Kammern sind in zwei Gruppen unterteilt: Vorkammer und Ventrikel. Die Kammern des rechten und des linken Herzens sind durch zwei Septa getrennt, den Atrium Septum und den Ventrikel Septum.

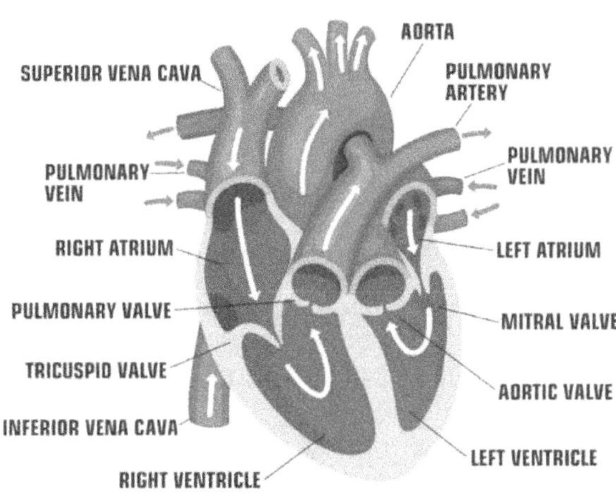

Die Vorkammern sind oben im Herzen, rechts und links. Sie sind kleiner als die Ventrikel und dienen als Empfangskammer für das Blut, das zurück ins Herz fließt, während die Ventrikel das Blut in den Körper pumpen. Das sauerstoffreiche Blut wird durch die linke Vorkammer in den Körper gepumpt. Sobald das Blut Sauerstoff in andere Teile des Körpers abgegeben hat, wird es in die rechte Vorkammer gepumpt, wo es recycelt wird.

Ventrikel befinden sich am Boden des Herzens und werden oft als die Hauptkammern angesehen, die das Blut aus dem linken Atrium entnehmen und es in die Lungen pumpen. Es gibt zwei Kreiselringe, die mit dem Herzen verbunden sind. Der rechte Kreiselringe zirkuliert das Blut in die Lunge, während der linke Kreiselringe es in den Körper pumpt.

Das Blut fließt durch das Herz in eine Richtung, von einer Kammer zur nächsten, über die Klappen. Die Klappen bestehen aus einem Schutzgewebe, das so dick ist wie ein Blatt Papier. Wie die Herzkammern gibt es vier Herzklappen, die zwischen den vier Kammern und den Arterien und Adern angeordnet sind, die das Blut zum und vom Herzen führen, und während ihrer Funktion öffnen und schließen sie sich.

Die vier Herzklappen in der Größenordnung sind:

- Die Trikuspidalklappe reguliert den Fluss zwischen die rechte Vorkammer und die rechten Ventrikel;

- Die Mitralklappe reguliert den Fluss zwischen die linke Vorkammer und die linken Ventrikel;

- Die Aortenklappe reguliert den Fluss vom Herz zum Kreislaufsystem;

- Die Pulmonal Klappe (mit drei halbmondförmig Zipfel; 20 mm dick) reguliert den Fluss vom Herz zum Lungenkreislauf.

Die Klappen steuern den Blutfluss um das Herz und stellen sicher, dass die Pumpe effizient pumpt. Die Öffnungs- und Schließbewegung hängt vollständig von den intrakardialen Druckschwankungen ab. Ihre Aktivität wird durch den Blutfluss selbst "angetrieben", ohne jegliche Form von Nerven- oder Muskelkontrolle. In bestimmten Fällen können die Klappen durch Verwendung von künstlichen oder organischen Ersatzstoffen durch chirurgische Eingriffe ersetzt werden, die durch Erkrankungen oder Traumata verursacht werden.

Die Durchblutung vom Herz zum Körper und zurück erfolgt über ein System von Blutgefäßen, die in zwei Kategorien aufgeteilt sind: Arterien und Venen.

Die Arterien führen sauerstoffreiches Blut vom Herzen zum Rest des Körpers.

Die Arterien führen sauerstoffreiches Blut vom Herzen zum Rest des Körpers. Die Venen hingegen bringen das desoxygenierte Blut zurück ins Herz. Es gibt viele Venen und Arterien im menschlichen Körper, die wichtigsten mit überlebensspezifischen Funktionen des Körpers sind:

- Die Lungenarterie, die das Blut mit niedrigem Sauerstoffgehalt und hohem Kohlendioxidgehalt in die Lungen transportiert;

- Die Aorta ist die größte Arterie, die mit dem linken Herzventrikel mit einem Netz kleinerer Arterien verbunden ist, die über den ganzen Körper verlaufen;

- Die Koronararterien, beginnend mit der Aorta, verzweigen sich auf beiden Seiten des Herzens, rechts und links, und durch ein System kleiner Gefäße und Kapillare, die das Herz umfassen, spritzen sie Blut über den ganzen Körper.

- Die Halsschlagader versorgt Gesicht, Kopf und Gehirn mit Blut;

- Die Lebervene, die durch ein Drainagesystem Blut von der Leber wegbringt;

- Die Hohlvene ist eigentlich ein großes Zwei-Säulen-System, das Blut zurück zum Herz führt. Es teilt sich in: untere Hohlvene, die das Blut vom unteren Teil des Körpers zum Herzen trägt, und eine obere Hohlvene, die das Blut von Kopf, Armen und Oberkörper zum Herzen trägt.

Ein kleiner „Lungenkreislauf" und ein großer systemischer Kreislauf können in diesem System verstanden werden. In dem kleinen geht das Blut durch die Lungenarterie in die Lunge, dann geht es in die linke Vorkammer, und dann, durch die vier Pulmonalen Venen, geht es in dem linken Ventrikel.

Hier ist die Kontraktionskraft höher als bei der rechten, wo der systemische Kreislauf beginnt. Hier verteilt sich sauerstoffreiches Blut durch die Aorta-Arterie ins Gewebe, sammelt dann Kohlendioxid und kehrt in die rechte Herzkammer zurück. In diesem Kapitel haben wir die Hauptelemente der Anatomie gesehen, so dass wir die Funktionsweise und die Mechanismen dieser großartigen Herzpumpe besser verstehen können.

# Kapitel 2
# Wie funktioniert das Herz? Elemente der Physiologie

## 2.1 Herzzyklus

Dieser Begriff bezieht sich auf die Progression von Herzschlägen. Während dieses Prozesses dehnen und zupfen die Herzkammern in koordinierter Form. In jedem Herzschlag vollzieht unser Herz einen komplexen Prozess, und das vom ersten Moment unseres Lebens an. Schauen wir uns genau an, was in diesem Zyklus passiert.

Die Kontraktionsphase wird „Systole" genannt, wobei die Ventrikel in der Aorta und den Lungenarterien entleeren. Die vorklammern-ventrikulären Klappen sind geschlossen und die Lungen- und Aorten offen. Die entspannende Phase, in der sich das Herz erholt und wieder füllt, nennt man „Diastole". Während dieses Prozesses, der etwa 0,5 Sekunden dauert, erreicht das Blut die Ventrikel. Die vorklammern-ventrikulären Klappen sind offen und die Lungen- und Aorten geschlossen.

Der rechte und der linke Vorklammern synchronisieren sich in der systolischen und diastolischen atrialen Phase, während die rechte und die linken Ventrikel sich während der Systole und der ventrikulären Diastole synchronisieren. Ein vollständiger Zyklus dieser Ereignisse wird als Herzzyklus bezeichnet und besteht hauptsächlich aus drei Phasen: Vorhofflimmern und ventrikuläre Befüllung, ventrikuläre Systolen und isovolumetrische Entspannungsphase. Sehen wir die Details genauer an und versuchen, ihre Funktionen zu erforschen.

**Vorhofflimmern und ventrikuläre Befüllung**

Die Systole beginnt mit einer Kontraktion der Vorkammern, was die Füllung der Ventrikel ermöglicht. In diesem Teil des Herzzyklus ist der Blutdruck niedrig, und das zirkulierende Blut füllt die Vorkammern auf beiden Seiten passiv. Dieser kulminiert in der Öffnung der atrioventrikulären Klappe und das Blut wandert in die Ventrikel. Etwa 70% der ventrikulären Befüllung erfolgt während dieser Phase. Nach der Depolarisation der Vorkammern (P Welle auf einem Elektrokardiogramm [EKG]) ziehen sich die Vorklammern Blut an und pumpen das verbliebene Blut in die Ventrikel.

Der letzte Teil der ventrikulären Ruhezeit (Diastole), in dem das Blut in den Ventrikeln liegt, wird als enddiastolisches Volumen (EDV) bezeichnet. Die Vorklammern entspannen sich und der elektrische Impuls wird an die Ventrikel weitergegeben, die einer Depolarisation unterzogen werden (QRS-Welle auf ein EKG).

Wir werden die Konzepte der Depolarisation und der Elektronenwellen in der Herzkammer in den folgenden Kapiteln aufgreifen, da sie von Bedeutung sind.

## Ventrikuläre Systole

Die Vorklammern sind entspannt und die Ventrikel beginnen sich für etwa 0,4 Sekunden zusammenzuziehen. Die ventrikuläre Kontraktion führt zum Schließen derselben atrioventrikulären Klappen, so dass die halbmondförmigen Klappen geöffnet werden können. Diese Kontraktion führt zu einem erhöhten Druck in den Ventrikeln.

Wenn dieser Druck in den Arterien stark wird, öffnen sich die Klappen (Lunge und Aortenklappen). Blut mit wenig Sauerstoff gelangt in die Lungen, um sich aufzumuntern, während das reiche Blut über die Aorta den ganzen Körper erreicht.

## Isovolumetrsiche Entspannung

Wir sind am Ende des Herzzyklus angelangt. Jetzt entspannen sich die Ventrikel, und das in der Kammer verbliebene Blut wird als systolisches Endvolumen (ESV) bezeichnet. Der ventrikuläre Druck fällt rapide, und wenn das passiert, fließt das Blut in die Aorta und in den Lungenstamm zurück und die Aorta- und Lungenklappen schließen sich. Dieser Rückfluss verursacht einen kurzen Anstieg des Drucks in der Aorta und führt zu einer typischen Veränderung des Herzzyklusdrucks, der so genannten dichroitische Kerbe.

Das Herz funktioniert, wie eine Pumpe durch Muskel und Herzklappen, wenn es zusammenzieht, erzeugt es einen Druck im Blut in den Herzhöhlen. Während des Zyklus, der für seinen Betrieb charakteristisch ist, steigt oder sinkt der Druck in den Herzkammern, was die Öffnung oder das Schließen der Klappen beeinflusst, wodurch die Blutzufuhr zwischen den Kammern reguliert wird.

Der Blutdruck auf der linken Seite des Herzens ist ungefähr fünfmal so hoch wie auf der rechten Seite, aber das gleiche Blutvolumen wird bei jedem Herzschlag gepumpt.

Der Herzzyklus kann in einer Abfolge von Ereignissen verstanden werden, die auf dem Grundsatz basieren, dass jeder Blutfluss durch die Kammern vom Blutdruck abhängig ist, da das Blut immer von einer Stelle mit hohem Blutdruck zu einer

Stelle mit niedrigem Blutdruck fließt. Das Blut in den Arterien fließt schneller durch die Kontraktion des Herzens, in kleinere Venen und Blutgefäße durch den unterschiedlichen Druck zwischen Venen und Kapillaren.

## 2.2 Herzleistung und Schlagvolumen

Das Herzleistung gibt an, wie viel Blut in einer Minute aus dem Herzen gepumpt wird. Jeder einzelne Stoß wird Herzzeitvolumen genannt. Es kann mit einer einfachen Gleichung berechnet werden: Schlagvolumen, d. h. Blutvolumen, das innerhalb einer Minute gepumpt wird, multipliziert mit dem Puls.

Zunächst muss die SV berechnet werden, die aus der Differenz zwischen EDV (dem Blutvolumen, das an den Ventrikeln infolge der Diastole verbleibt) und ESV (dem Blutvolumen, das nach der Kontraktion in den Ventrikeln verbleibt) besteht

Nehmen wir ein praktisches Beispiel.

Wenn EDV 120ml und ESV 50ml beträgt, wird der VS 120ml (EDV) - 50ml (ESV) = 70ml/Puls (VS) sein.

Nach Bestimmung des VS kann CO berechnet werden. Beträgt der VS 70ml und die Herzfrequenz 70bpm, wird der CO:

70ml (SV) x 70bpm (Puls) = 4,900ml/min(CO).

Der CO-Wert kann variieren, z. B. wird sich in Reaktion auf metabolische Bedürfnisse wie körperliche Betätigung oder Schwangerschaft oder in pathologischen Zuständen wie Herzinsuffizienz erhöhen. Darüber hinaus reicht CO möglicherweise nicht aus, um einfache Alltagstätigkeiten zu unterstützen oder um auf Anforderungen wie leichte bis mäßige körperliche Betätigung zu reagieren.

Der konstante Herzschlag wird von einer Reihe spezieller Nervengewebe gesteuert, die „durch das Herz schießen" und die Herzfrequenz-Aktivitäten koordinieren. Er besteht ausfolgenden kardialen Strukturen.

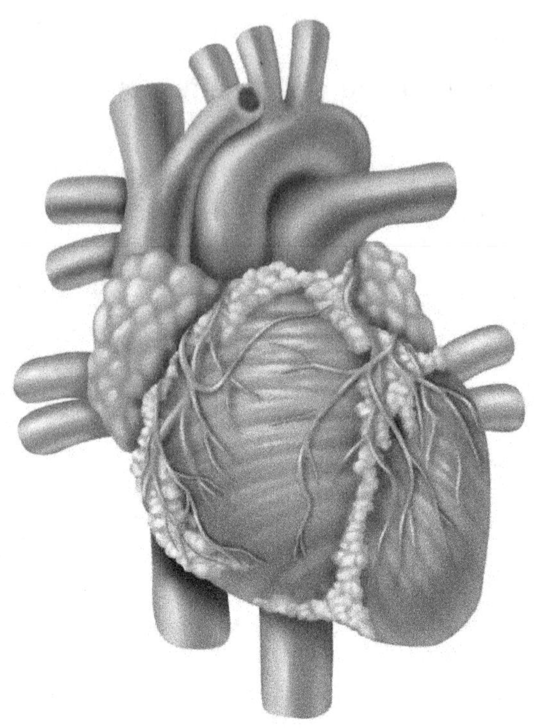

- **Sinusknoten (SA-Knoten):** Das ist ein Herzschrittmacher, der den Impuls auslöst. Es ist Antero-lateral, direkt unter dem Epikard, wo die obere Hohlvene in die rechte Vorkammer gelangt. Der Sinus-Knoten-Impuls breitet sich über dem Myokard der rechten und linken Vorkammern aus und wird auch rasch auf den atrioventrikulären Knoten übertragen;

- **Atrioventrikularknoten (AV-Knoten):** Dieser Knoten befindet sich im hinteren und unteren Teil des interatrialen Septums nahe der Koronarbrust in der rechten Vorkammer. Von dort wird das Signal in die

Ventrikel übertragen, durch einen Nervenstrahl, den wir atrioventrikulären Wickel nennen.

- **Atrioventrikulär-Bündel:** Dieser Nervenstrang reicht vom atrioventrikulären Knoten bis zu den Ventrikeln entlang des Operationsseptums. Er teilt sich in Äste des linken und des rechten Faschismus, die tief ins Endokard rennen, um zu sub-endokardialen Zweigen zu werden. Die subendokardialen Zweige teilen sich in subendokardiale Zweige des rechten Bund, die die Gefäß Septums, den Papillen Muskel und das rechte Pareteventrikulum stimulieren, und subendokardiale Zweige des linken Bund, die die Scheidewand stimulieren, der Papillarmuskel und die linke ventrikuläre Wand.

Ein physiologisches Grundprinzip der Herzfunktion ist das Frank-Starling-Gesetz, das vorschlägt, dass der kritische Faktor, der den VS beeinflusst, die Vorlast ist, das heißt das Blut, das vom Kreislauf des Herzens während der Befüllung ausgeht.

Die Menge von Vorlast bestimmt, wie viel Blut (CO) verarbeitet werden kann, und beeinflusst die Streckung und Spannung der einzelnen Muskelzellen in den Herzfasern. Der VS erhöht sich als Reaktion auf die Vorlast. Als Folge der Befüllung erhöht der erhöhte Druck in den Ventrikeln die Streckung der Herzmuskelfasern.

Diese Streckung gipfelt in einer Zunahme der Kontraktilität des Herzens und einem CO-Anstieg. Bis zu einer bestimmten physiologischen Grenze sind die Vorlast und die Kontraktilität des Herzens positiv korreliert. Das erklärt, wie Bewegung die Herzleistung verbessern kann.

Viele Hormone und Chemikalien können die Kontraktilität des Herzens beeinflussen. Die Faktoren, die die Kontraktilität verstärken, wie Adrenalin und Thyroxin, sollen einen positiven inotropen Effekt haben. Umgekehrt wird behauptet, dass Faktoren wie Calcium-Blocker, die die Kontraktilität verringern, einen negativen inotropen Effekt auf das Herz haben.

## 2.3 Autonome Nervensystem und Herzaktivität

Das Herz wird von den autonomen Nerven der oberflächlichen, tiefen Plexus-Herzen innerviert. Der tiefe Plexus befindet sich auf der Gabelung der Luftröhre, und der oberflächliche Herzplexus befindet sich unter dem Aorta Bogen.

Das autonome Nervensystem besteht aus einer wiederholten Kette von zwei Neuronen (präsynaptisches und postsynaptisches Neuron), die vom zentralen Nervensystem bis zum Herzen reicht. Die sympathischen presinaptischen Fasern lösen sich von den ersten fünf bis sechs Brustsegmenten des Rückenmarks, dringen in die lustigen Stämme ein und "treffen" die postsynaptischen Neuronen in den oberen Hals- und Brustzungen und initiieren einen Synapsen-Prozess. Die Fasern der postsynaptischen Neuronen verbinden sich mit dem Plexus und enden auf dem SA-Knoten, dem AV-Knoten, den Herzmuskelfasern und den Koronararterien.

Sympathische Stimulation erhöht den Puls, die Kontraktion und die Ausdehnung der Koronararterien. Die parasitäre Erregung des Herzens wird durch den Vagus verursacht. Die präsynaptischen paraspanischen Fasern des Vagus verbinden sich mit den sympathischen postsynaptischen Fasern im Herzplexus. Die parasitären postsynaptischen Neuronen befinden sich in den intrinsischen Zungen (innerhalb der Herzwand) und enden auf dem HS-Knoten, dem AV-Knoten und den Koronararterien. Die parasitäre Stimulation wirkt entgegen der sympathischen Stimulation.

## 2.4 Klinische Untersuchung

Die klinische Untersuchung des Herzens erfordert mehrere Schritte in einer geordneten Folge von Untersuchung,

Palpation und Zuhören, beginnend mit den Händen des Patienten. Der Puls (wenn er stark/schwach/langsam ansteigt), seine Frequenz pro Minute und der Rhythmus (regelmäßig oder unregelmäßig) sind sorgfältig zu untersuchen. Der Venendruck in den Halsvenen (Kehlkopf-Druck) sollte bewertet werden, um den Flüssigkeitszustand zu verstehen; er kann eine Herzfunktionsstörung oder eine Erkrankung der Herzklappen auftreten.

Die Abtastung der Vorderwand des Brustkorbes (Präcordium) ermöglicht es Ärzten, die Stärke des Herzens zu beurteilen: eine zusammenbrechende Klappe kann als Nervenkitzel empfunden werden, während eine Hypertrophie des Herzens zu Wellen führen kann. Der Herzschlag sollte gehört werden, um sicherzustellen, dass er da ist, wo er hingehört, nämlich an der Mittellinie zum Schlüsselbein im fünften Zwischenraum. All diese Eingriffe sind Teil einer routinemäßigen klinischen Untersuchung des Herzens.

Während des Herzzyklus gibt es zwei Töne, die mit jedem Herzschlag verbunden sind und diese sind mit einem Stethoskop hörbar. Beide weisen auf das Schließen der Herzklappen hin: der erste Herzschlag (S1) ist das Schließen der Mitral- und Tricuspide, und der zweite Herzschlag (S2) wird durch das Schließen der Aortenklappe und der Lungenklappe erzeugt.

In bestimmten physiologischen Zuständen kann die Tonhöhe andere Herztöne zeigen, die weitere Untersuchungen erforderlich machen könnten. Das Abhören jeder Herzklappe kann nützliche Informationen liefern, z. B. Fehlfunktionen oder Verengung der Herzklappen führen zu einem Geräusch, das als „Whooshing" bezeichnet wird und an Murmeln erinnert.

Jede Schädigung der Herzfunktion, wie z. B. bei Herzinsuffizienz, kann dazu führen, dass die Flüssigkeit in der Lunge wieder aufsteigt, und in diesem Fall kann das Hören Klänge wie Knistern anzeigen. Auch die Beine sind auf Anzeichen von Flüssigkeitsansammlungen (periphere Ödeme) zu untersuchen.

# Kapitel 3
# Grundsätze für die kardiale elektrische Leitfähigkeit

## 3.1 Der Übertragungsapparat

Das Herz zieht sich spontan zusammen, indem es seinen eigenen Rhythmus behält. Die elektrischen Stimuli des Herzens, die das Leitsystem bilden, ermöglichen die Aktivität. Dieses System besteht aus:

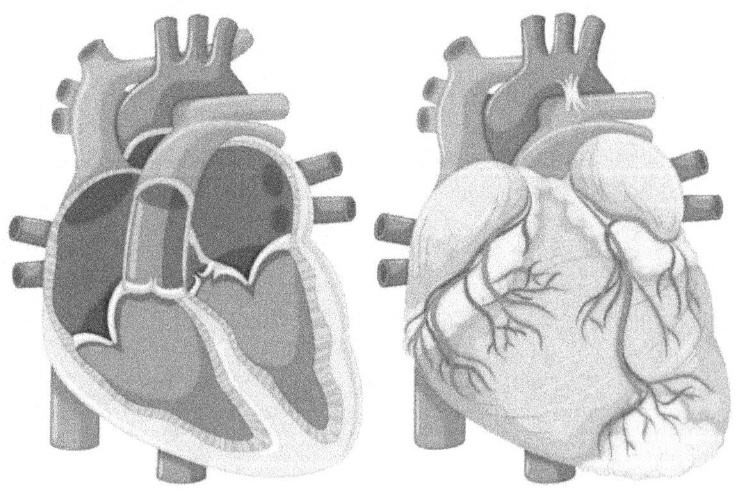

- Sinusknoten (physiologischer Herzschrittmacher)

- Erregungsleitungssystem (auch His-Bündel genannt)

- Internodale Merkmale (Atriale Führung)

- Purkinje-Fasern

- Atrioventrikularknoten

Diese Gewebe, von denen einige aufgrund ihrer Form Knoten genannt werden, die an dieses Element erinnern, bestehen aus Muskelfasern, die sich zusammenziehen und einen elektrischen Reiz erzeugen, der auf das Herz einwirkt. So verfügen beispielsweise gestreifte Muskelzellen über die Fähigkeit, sich zu bilden, und weil sie an den Schrittmacher erinnern, werden sie auch als „Schrittmacherzellen" bezeichnet. Der Herzmuskel kann dann depolarisiert werden (Veränderung der Zellerregung), was zu einer Kontraktion der Muskelzellen führt.

Im Herzen werden die elektrischen Veränderungen, die zur Erzeugung eines Herzimpulses erforderlich sind, durch das Leitungssystem gesteuert, das mit einer Erregungssequenz in einem spezialisierten Bereich von Herzzellen, dem Sinusknoten (SAN), in der rechten Vorkammer beginnt. Wenn das System richtig funktioniert, bestimmt es den Herzrhythmus (Sinusrhythmus) und aktiviert die Impulse, die auf dem

Myokard wirken, indem es die Herzkontraktion anregt. Dadurch werden die Reize auf das Muskelgewebe des Herzens übertragen, das ihn anschwellen lässt.

Der Puls wechselt dann von SAN zu den zuckenden Vorkammern, und der Impuls wird auf eine andere Masse spezifischer Zellen, den atrioventrikulären Knoten (AVN), übertragen. Das AVN befindet sich im Septum interatrial, einem Gewebe, das zwischen der rechten und der linken Eingangshalle liegt und dessen Funktion besser leitfähig ist.

Es gibt eine leichte Verzögerung (0,1 Sekunden) des AVN-Impulses, weil die AVN-Fasern kleiner sind, was den anderen Tieren Zeit gibt, sich zusammenzuziehen und sich in den Ventrikeln zu entleeren, bevor die ventrikuläre Kontraktion stattfindet. Der Impuls bewegt sich dann in einen großen, spezialisierten Gewebestrang, den von His, der ihn in die Ventrikel trägt. Der His-Bündel teilen sich in eine linke und eine rechte Seite. Hier gibt es die Purkinje-Fasern, die den unteren Teil des Herzens erreichen, bevor sie wieder hinaufsteigen.

Purkinje-Fasern haben eine hohe Leitfähigkeit im Vergleich zu Myokardiozyten. Der Sinusknoten beschleunigt das Herz bei etwa 75 bis 80 Schlägen in einer Minute. Darüber hinaus gibt es verschiedene Einflüsse, die zu einer Änderung dieser Häufigkeit führen können. Man kann sagen, dass der Teil des Lebensnervensystems dazu neigt, die Herzfrequenz zu erhöhen, da der Körper eine höhere Blutversorgung der Muskeln benötigt (Kämpf oder fliehe Reaktion). Im Gegensatz dazu verlangsamt das parasympathische Nervensystem den Herzschlag entsprechend dem oben genannten Prinzip. Diese elektrischen Reize werden dann während des Elektrokardiogramms (EKG) gemessen.

## 3.2 Ausbreitung des elektrischen Impulses

Das Herz hat Ähnlichkeiten mit Skelettmuskeln und Neuronen, und es hat einzigartige Eigenschaften. Wie bei der Nervenzelle hat auch die Myokardzelle eine Negativmembran in den Ruhestand.

Die Stimulation über einen Schwellenwert führt zur Öffnung spannungsabhängiger Ionenkanäle und zu einem Kationenstrom in der Zelle. Positiv geladene Ionen, die in die Zellen eindringen, führen zu einer charakteristischen Depolarisation, die zum Öffnen und Freisetzen von Calciumionen mit positiver Ladung (Ca2+) führt. Dieser freie Kalziumeinstrom verursacht eine Muskelkontraktion. Anschließend öffnen und freisetzen die Kaliumkanäle positiv geladene Kaliumionen (K+).

Es gibt Unterschiede zwischen Knotenzellen und ventrikulären Zellen; spezifische Unterschiede zwischen Ionenkanälen und Polarisationsmechanismen führen zu einzigartigen Eigenschaften der Zellen des SA-Knotens, insbesondere zu spontaner Depolarisation, die für die Herzschrittmacheraktivität des SA-Knotens erforderlich sind. Der Verbreitungszyklus des elektrischen Impulses besteht aus vier Phasen (wir werden jeden einzelnen Schritt genau verfolgen):

- POLARISIERUNG: Phase 4, d.h. die Ruhezeit.

- DEPOLARISATION: Phase 0, d.h. die elektrische Aktivierung.

- REPOLARISATION: Phasen 1, 2 und 3, d.h. die Wiederstellung der negativen Phase.

- REFRAKTÄRE PHASE: d. h. die Zeit bis zur Resozialisierung der Zellen.

Wie beim Skelettmuskel beträgt die ruhende Membran in der Polarisationsphase der Herzzellen 80 Millivolt, und innerhalb der Membran ist eine größere Negativität zu beobachten als außerhalb. Die Ionen außerhalb der ruhenden Zelle bestehen aus Natrium mit Positivladung (Na+) und Chlor mit negativer Ladung (Cl-), während in der Zelle eine Prävalenz von Kalium(K+) vorkommt.

Wenn sich die Spannung verbessert, erfolgt die Depolarisation durch das Öffnen der Natriumkanäle, die den Eintritt in die Zelle ermöglichen. Nach der feuerfesten Phase beginnt die Wirkung durch das Öffnen der Kaliumkanäle, was die Rückkehr der Zelle zu einem negativen Zustand, auch als Repolarisation bezeichnet, begünstigt.

Kalzium ist ein weiteres wichtiges Ion mit einer positiven Ladung (Ca2+), die sich sowohl innerhalb als auch außerhalb der Zelle befindet und Ablagerungen bilden kann, die als sarcoplasmatisches Gitter (SR) bekannt sind. Die Freisetzung von Ca2+ aus dem SR ist sowohl für die Ruhe- als auch für die Wirkungsphase von entscheidender Bedeutung, da sie für die Paarung von Erregung und Herzkontraktion wichtig ist. Zwischen den Zellen bestehen physiologische Unterschiede, einige haben das Wirkungspotenzial (Schrittmacherzellen) und andere führen die Wirkung nur, ohne sie zu provozieren.

All diese Unterschiede, ihre Mechanismen eingeschlossen, finden sich in der Form der Welle, die das Aktionspotenzial einnimmt. Dieses Aktionspotenzial des Herzens ist nichts anderes als eine schnelle Spannungsänderung, die von der Zellmembran herrührt. Es wird durch die belasteten Ionen verursacht, die sich von innen nach außen mit Hilfe von Proteinen bewegen, die als „Ionenkanäle" bezeichnet werden.

Das Wirkungspotenzial des Herzens ist nicht gleich dem Potential anderer Zellen mit erregbaren Eigenschaften, da es nicht mit einer Nervenaktivität begonnen hat. Es kommt aus spezialisierten Zellen, die das gleiche Potenzial generieren. In einem gesunden Herz befinden sich diese Zellen im rechten Atrium und produzieren dieses Potenzial, das den Zweck hat, die Zellmembran selbst anzugreifen. In einem gesunden Herz befinden sich diese Zellen in der rechten Vorkammer und produzieren dieses Potenzial, das den Zweck hat, die Zellmembran selbst anzugreifen. Die Aktivität von SAN liegt also bei etwa 70 bis 100 Schlägen in den Ruhestand.

Jede Zelle des Herzens ist elektrisch verbunden durch Strukturen, die das Potential des Eindringens ermöglichen. Das bedeutet, dass Vorkammern Zellen sich gleichzeitig infizieren können, und das Gleiche gilt für ventrikuläre Zellen.

## 3.3 Schritte zur Wirkung des Herzens

Normalerweise ist das am häufigsten verwendeten Modell zur Ermittlung der Herzwirkung das ventrikuläre Modell des Myozyts, das aus fünf Schritten besteht.

## Phase 4: Polarisierung

Dieser Schritt tritt ein, wenn die Zelle ruhen kann, dieser temporale Erdrutsch ist als Diastole bekannt, die gemessene Spannung beträgt ungefähr -80mV. Das Ruhepotenzial wird von den konvergierenden Ionen in der Zelle und den ausströmenden Ionen erfasst, so dass ein Gleichgewicht besteht. Besondere Strukturen, die als „Pumpen" bezeichnet werden und sich auf der Zellmembran befinden, können eine konstante Konzentration gewährleisten.

Es muss gesagt werden, dass die Zellen, die als Schrittmacher bezeichnet werden, fast nie vollständig ruhen. Tatsächlich ist diese Phase hier als „Schrittmacher-Potenzial" bekannt. In dieser Phase geht das Membranpotenzial in Richtung einer positiven Entwicklung, bis der Schwellenwert erreicht ist, bis es aus dem Aktionspotenzial einer nahen gelegenen Zelle entfernt wird.

## Phase 0: Depolarisation

In dieser Phase kommt es zu einer plötzlichen Spannungsänderung durch die Zellmembran. Das alles geschieht durch den aufgeladenen Strom. In Nicht-Schrittmacher-Zellen wird dies durch die Aktivierung der Na+-Kanäle verursacht. Diese Kanäle werden aktiviert, wenn ein Aktionspotenzial von einer Zelle in der Nähe kommt, durch die Lücken. Wenn das passiert, nimmt die Spannung innerhalb der Zelle leicht zu. Wenn dieser Spannungsanstieg das Schwellenpotenzial erreicht; ~-80 mV kann zum Öffnen der Na+-Kanäle führen.

Es wird eine höhere Natriumkonzentration in derselben Zelle erzeugt, indem die Spannung rasch erhöht wird (auf ~ +50 mV, dann in Richtung des Na+-Gleichgewichtspotentials). Aber wenn der anfängliche Impuls nicht stark ist, dann wird der Auslöser nicht erreicht, und es gibt auch keinen Aktionsimpuls, dann wird dieser Prozess als „das ganze Gesetz oder nichts" bezeichnet.

Bei Herzschrittmacherzellen (SAN-Zellen) ist die Zunahme der Membranspannung hauptsächlich auf die Aktivierung von Calciumkanälen des Typs L zurückzuführen. Auch diese Kanäle sind von erhöhter Spannung abhängig, auch wenn dieses Mal das Potential eines Schrittmachers (wie in Schritt 4 beschrieben) oder ein Eingangspotenzial verantwortlich ist. Die Kalziumkanäle L werden gegen Ende des Prozesses aktiviert (Schrittmacher-Potenzial). Calciumkanäle des Typs L werden langsamer aktiviert als die Kanäle für Natrium. Das führt zu einer leichteren Wellenform.

## Phase 1: Repolarisation

In diesem Schritt erfolgt die Aktivierung der Na+-Kanäle, das Natrium in der Zelle schrumpft und die Kaliumkanäle zeigen eine relativ schnelle Öffnung und Versiegelung, was zu einem Kaliumaustritt führt, bei dem die Membran negativ ausfällt. Dieser Prozess wird mit einer Markierung auf der Wellenform angezeigt, die das Aktionspotenzial beschreibt. Es gibt keine sichtbare Phase 1 in den Schrittmacherzellen.

## Phase 2: Repolarisation

Diese Phase wird auch als "Plateau-Phase" bezeichnet, da die Membran während der Repolarisation fast konstant bleibt. All dies ist auf ein gewisses Gleichgewicht zurückzuführen: Kaliumkanäle verlassen die Zelle, während Kalzium-Typ L die Bewegung der Ionen in der Zelle ermöglicht.

Calcium-Ionen werden als verantwortlich für die Kontraktionsbewegung des Herzmuskels angesehen. Durch die Zirkulation dieser Ionen bleibt das Membranpotenzial konstant. Dieser Schritt ist entscheidend für die Vorbeugung von unregelmäßigem Puls und ist die Verantwortung für die Dauer des gleichen Aktionspotenzials. Es gibt keine Plateau-Phase in den Schrittmacherpotentialen.

## Phase 3: Repolarisation

In dieser Phase schließen sich die Kalziumkanäle des Typs L, während die Kaliumkanäle K+ offenbleiben. Dies sorgt für einen positiven Außenfluss, der der negativen Phase des Membranpotenzials entspricht.

Diese positive Nettoströmung nach außen führt zur Repolarisation der Zelle. Es sei darauf hingewiesen, dass die Kaliumkanäle nach der Wiederherstellung des Potentials geschlossen werden, was bei der Bestimmung des Ruhe-Membranpotenzials hilft. Die gleichen Ionenpumpen arbeiten an der Wiederherstellung des Prädiktionspotenzials.

Das heißt, intrazelluläres Kalzium wird herausgepumpt, ich erinnere daran, dass dieses Element für die Myokarditis verantwortlich war. Wenn diese verloren sind, verliert die gleiche Kontraktion ihre Kraft und die Zellen beginnen sich zu entspannen, was zur nächsten Entspannung des Herzmuskels führt.

In dieser Phase setzt sich das Aktionspotenzial für die Repolarisation ein. Insgesamt gibt es einen positiven Nettostrom nach außen, der eine negative Veränderung des Membranpotenzials bewirkt. Die gleichen Kanäle schließen sich, wenn das Membranpotenzial wieder auf das Ruhepotenzial zurückgeführt wird und die Ionenpumpen während der gesamten Phase 4 aktiv bleiben, wodurch das in den Ruhephasen befindliche Ionium wiederhergestellt wird. Dies bedeutet, dass Calcium, das zur Muskelkontraktion verwendet wird, aus der Zelle gedrückt wird, was zu einer stärkeren Muskelentspannung führt.

**Refraktäre Phase**

Die Herzzellen haben zwei Refraktäre Phasen, wobei die erste Phase vom Beginn der Phase 0 bis zu einem großen Teil der dritten Phase bekannt ist als Refraktäre Phase, während der die Zelle kein anderes Potenzial erzeugen kann.

Dieser Schritt folgt Phase 3 durch einen als refraktäre definierten Zeitraum, in dem ein größerer Anreiz erforderlich ist, um ein neues Aktionspotenzial zu entfalten. Die Veränderungen bei Natrium und Kalium führen zu diesen beiden refraktäre Phasen. Die absolute refraktäre Phase tritt ein, wenn sich die Kanäle nicht unabhängig von der Stimulationskraft öffnen.

Die relative refraktäre Phase wird durch das Austreten von Kaliumionen bestimmt, was zur Negativierung des Membranpotenzials führt, indem die Natriumkanäle durch das Öffnen des Inaktivierungsstadiums zurückgesetzt werden, während der Kanal geschlossen bleibt. Ein neues Aktionspotenzial ist nicht ausgeschlossen, obwohl es eigentlich einen sehr starken Anreiz braucht.

Herzzellen sind vom Wirkungspotenzial abhängig, und Veränderungen können zu wichtigen Krankheiten führen, zu denen Herzrhythmusstörungen und in einigen Fällen plötzlicher Tod gehören. Die Aktivität des Potentials innerhalb des Herzens kann auch mittels eines EKG aufgezeichnet werden. Es besteht aus mehreren Peaks, die nach oben und nach unten reichen und im Grunde eine Depolarisation darstellen, wenn die Spannung einen positiven Wert erreicht, und die Repolarisation, wenn sie umgekehrt erfolgt. In den folgenden Kapiteln, werden wie die Merkmale des EKG sehen.

# Kapitel 4
# Das Elektrokardiogramm (EKG)

## 4.1. Definition und Historischen Hintergrund

Das EKG (Elektrokardiogramm) besteht aus der Detektion der elektrischen Herzaktivität, die mit Hilfe geeigneter Elektroden aufgezeichnet wird bestimmte Bereiche des Brustkorbs.

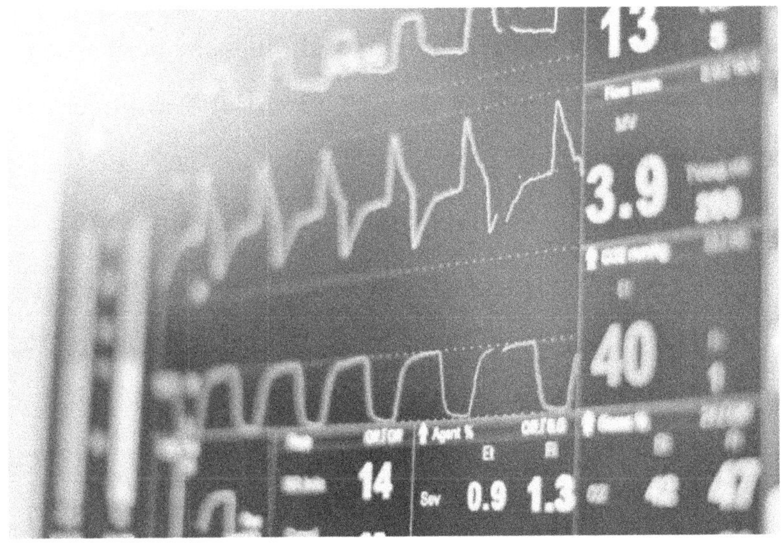

Das EKG ist die häufigste Diagnose für Herzrhythmusstörungen; mit dieser Analyse werden Anomalien des erzeugten elektrischen Rhythmus oder Impulses festgestellt. Es ist wichtig, von vornherein klarzustellen, dass das EKG nur Informationen über die elektrische Aktivität unseres Herzens und nicht über die mechanische Aktivität liefert. Das moderne EKG wurde von Einthoven eingeführt und mit den aktuellen Nomenklaturen entwickelt, und aus diesem Grund wurde ihm 1924 der Nobelpreis für Medizin zuerkannt.

Die erste Entdeckung, die die Entwicklung des EKG vorantrieb, ereignete sich jedoch am Ende des 18. Jahrhunderts in Bologna, als der italienische Physiologe Luigi Galvani als Erster die Entstehung elektrischer Ladungen in den Nerven und Froschmuskeln beobachtete. Nur ein Jahrhundert später wurden diese Beobachtungen auf den Menschen übertragen, der feststellte, dass das Herz elektrische Impulse erzeugen kann.

Der erste, der grafisch die elektrische Aktivität des Herzens über eine rudimentäre Spur übersetzte, war Augustus Desiré Waller im St. Mary's Hospital in Paddington, London. Aber es war erst 1911, dank Willem Einthoven, dass diese Strecke ein Werkzeug für die klinische Realität wurde. Einthoven ist nicht nur der

Entwickler des Instruments, sondern auch der Erfinder der Nomenklatur der Wellen und Derivate, die heute weltweit bekannten sind.

## 4.2. Die Geräte

Das Gerät, das das elektrische Signal des Herzens aufzeichnet, nennt sich EKG und besteht aus einem Zentralkörper, der das Signal von den Elektroden auf der Brust aufzeichnet und mit Kabeln an einen Computer und einen Drucker angeschlossen ist. Heutzutage sind viele mehr oder weniger automatisierte und hochentwickelte Modelle auf dem Markt.

Diese EKG-Aufnahmen werden auf einem bestimmten Millimeterpapier aufgezeichnet. Das Millimeterpapier, das verwendet wird, ist ein wichtiger Träger für das EKG, der zwar einfach, aber dennoch informativ und charakteristisch ist:

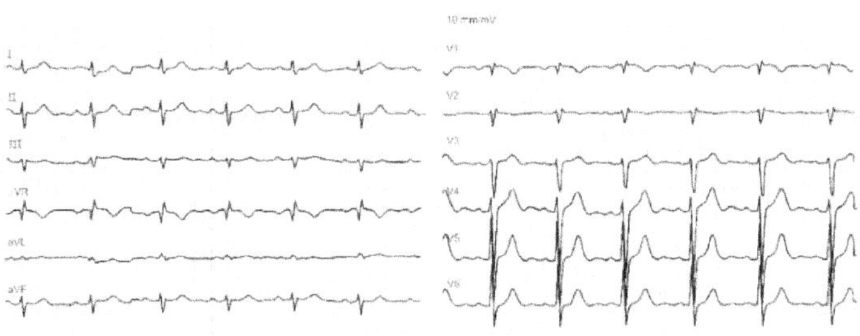

- Kleine Quadrate messen 1x1 mm;

- Großen Quadrate messen 5 mm;

- An der vertikalen Achse wird die Amplitude gemessen, die durch die Kraft des elektrischen Signals bestimmt wird, die dann in Millivolt (mV) ausgedrückt wird. Jedes kleine Quadrat entspricht 0,1 mV (und somit 1 mV pro 10 Quadrate der Größe 1 cm);

- Auf der horizontalen Achse wird die gemessene Geschwindigkeit in mm pro Aufzeichnungssekunde (mm/Sek.) angegeben. Jedes Quadrat fällt in etwa 0,05 Sekunden zusammen;

- Die Standardgeschwindigkeit des Papiers beträgt ca. 25 mm/Sek.

Diese Werte sind der gebräuchlichste Standard in der Kardiologie. Sie können jedoch geändert werden, um gründlichere Untersuchungen oder spezifische klinische Zusammenhänge vorzunehmen. Das Millimeterpapier besteht dann aus vielen kleinen Quadraten, die dann zu Quadraten von 5x5 gruppiert werden und eine Reihe von Quadraten bilden. Wie bereits gesagt, eine kleine Zelle entspricht 0,05 Sekunden Aufzeichnung der elektrischen Aktivität.

Schließlich wird die isometrische Linie des EKG als neutrales Ereignis betrachtet. Mit anderen Worten, alle Anzeichen an der Spitze der Strecke sind auf einige Vektoren in der Nähe der Elektrode zurückzuführen. Was unter der isoelektrischen Leitung ist, identifiziert die Vektoren, die von der Elektrode wegführen. Vor der Aufzeichnung der EKG-Kurve ist es immer ratsam, mindestens eine Kalibrierung auf dem EKG vorzunehmen, um mit den richtigen Messungen arbeiten zu können, die den Standards entsprechen. In der Regel wird die Fließgeschwindigkeit geprüft und anschließend die Kalibrierung durchgeführt.

Der Start erfolgt mit einem speziellen EKG-Knopf. Zu diesem Zeitpunkt sehen Sie auf der Kurve eine Ablenkung. Die Amplitude dieser Ablenkung muss 1 mV (1 cm, 10 kleine Quadrate) betragen. Das Signal, das bei der Kalibrierung erzeugt wird, muss immer auf einer EKG-Strecke vorhanden sein.

Das Prinzip der elektrischen Herzmessung funktioniert auf diese Weise; das Auftreten von elektrischen Impulsen im Bereich des Myokards bewirkt Bewegungen im Potential, die über die Elektroden aufgezeichnet werden. Die Flüssigkeit im Körper ermöglicht eine höhere Leitfähigkeit, die von den Elektroden bei Hautkontakt wahrgenommen wird. Wenn Sie die Funktion des Herzens, seine elektrische Aktivität oder Veränderungen verstehen möchten, ist die Strecke das geeignetste Diagnoseinstrument.

Das Aussehen des EKG ist konstant, man kann sagen, dass es sich verändert, wenn es Probleme oder Veränderungen am Herzen gibt. Auf der Strecke können grafische Markierungen angezeigt werden, die allgemein als Wellen bezeichnet werden. Sie können entweder positiv oder negativ sein. Ihr Wert wird durch die Position bestimmt, und wenn sie oberhalb der isoelektrischen Leitung liegen, sind sie positiv, ansonsten werden sie als negativ angesehen. Durch ihren Wechsel entstehen einfache oder komplexe Figuren, die sich bei jedem Zyklus des Herzens wiederholen.

## 4.3. Die Morphologie des EKG

Wir haben gesehen, dass die Kontraktion des Herzmuskels elektrische Impulse auslöst, die als Depolarisation definiert sind und von den Elektroden, die mit der Haut in Kontakt kommen, aufgezeichnet werden. Um den Erfolg dieser Untersuchung zu gewährleisten, ist es wichtig, dass die Testperson im Liegen und ohne Anspannung liegt, dies dient der Vermeidung von Kontraktionen der Skelettmuskulatur und der Visualisierung von Herzkontraktionen.

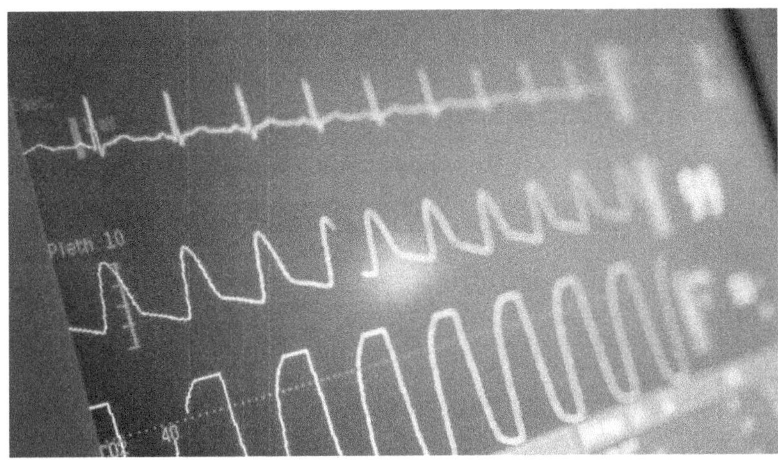

Die Eingeweide sind mit einer geringen Muskelmasse ausgestattet, die daraus resultierenden Kontraktionen sind schwach. Das erzeugt eine Welle, die Typ P heißt. Die Ventrikel sind mit einer größeren Muskelmasse ausgestattet, und wenn die Kontraktion auf der Strecke erfolgt, entsteht eine größere Welle, die als QRS-Komplex bezeichnet wird. Wenn er sich im Ruhezustand befindet, produziert er stattdessen auf dem EKG die so genannte T-Welle. Auf dem EKG werden alle Phasen des Membranpotenzials aufgezeichnet, die wir im vorherigen Kapitel gesehen haben:

- Eine erste Phase, die mit dem Wort Depolarisierung bezeichnet wird;

- eine Phase, die der sichtbaren P-Welle auf der Strecke entspricht;

- eine Phase, die dem sichtbar QRS auf der Strecke entspricht;

- eine Repolarisationsphase, die dem ST-Segment und der T-Welle auf dem EKG entspricht.

Die für die Beobachtung der Trasse „P, Q, R, S und T" verwendeten Buchstaben haben zum Zeitpunkt ihrer Wahl keine Bedeutung, da sie von Eindhoven selbst zufällig vorgenommen wurden. Die Buchstaben „P, Q, R, S und T" können als einzelne Wellen klassifiziert werden; Der aus den Wellen "Q, R und S" gebildete Satz bildet einen Komplex und den Bereich zwischen der S-Welle und der T-Welle und wird als ST-Achse bezeichnet.

Die isoelektrische Leitung ist ebenfalls in der Trasse enthalten, dies ist eine gerade Linie, in der während der Messung der elektrischen Aktivität Wellen oberhalb oder unterhalb derselben Linie erzeugt werden, die je nach Lage positiv oder negativ sind; alles, was oben aufgenommen wird, ist positiv und alles, was darunter aufgezeichnet wird, ist negativ. Aber schauen wir uns die Struktur genauer an.

## P-Welle

Die P-Welle ist die erste, die auftritt, weil sie die Periode der Depolarisation vor der gleichen Kontraktion beinhaltet. Die Vorkammern haben keine starken Kontraktionen. Das ist der Hauptgrund für das klein Ausmaß diese Welle. Die Dauer beträgt 0,05 bis 0,11, die Breite beträgt weniger als 2,5 mm. Die gemessene Spannung beträgt zwischen 0,01 und 0,04 mV.

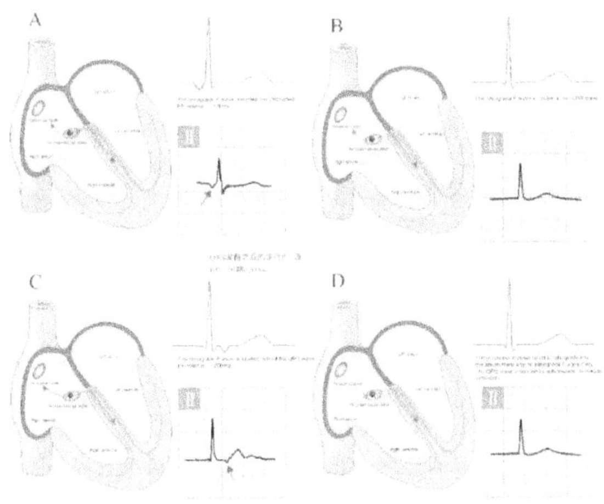

Mechanism of junctional retrograde P wave

The junctional impulse can retrograde into the atrium and produce retrograde P wave. If it cannot retrograde into the atrium, no retrograde P wave will be produced.

## PQ-Intervall

Das PQ-Intervall (auch PR-Intervall genannt) wird vom Beginn der P-Wellc bis zum Auftreten des QRS berechnet. Es stellt die Ausbreitungszeit dar, die von der Welle, von den verschiedenen Knoten bis zum Vorhoffmuskel gebraucht wird, um den Kreislauf zu vollenden und dann wieder zu beginnen.

Die Dauer der Behandlung beträgt zwischen 0,11 und 0,20 und die Schwankungen hängen weitgehend von der Herzfrequenz ab. Die Dauer des Intervalls impliziert die Durchführung des gesamten Prozesses, und wenn eine zu kurze Dauer zu bemerken ist, kann es zu Störungen der Leitung kommen, die von den Vorhängen bis zu den Ventrikeln reichen.

## QRS-Komplex

Der QRS-Komplex besteht aus drei Wellen und entspricht auf der Strecke der Depolarisationsphase des Herzens. Physiologisch ist es der Zeitpunkt, an dem der elektrische Impuls den AV-Knoten erreicht und sich dann über His (Bündel) und die rechte und die linke Branche bis zu den Purkinje-Fasern ausbreitet.

- Die Q-Welle hat einen negativen Naturell, sie ist klein;

- Die R-Welle ist durch einen positiven hohen Peak gekennzeichnet;

- Die S-Welle hat einen negativen Charakter und ist klein.

Der Zeitpunkt des Beginns des QSR wird bis zum Ende des als J definierten Punktes gemessen. Jede Fehlfunktion der Leitfähigkeit kann das QRS selbst verlangsamen. Neben der Depolarisation findet auch der gegenteilige Prozess statt, nämlich die Repolarisation, wodurch die Zellen wieder in den Anfangszustand versetzt werden. Diese Repolarisationswelle ist auf der Strecke nicht zu sehen, weil sie vom QRS-Prozess überschattet wird.

**ST Strecke**

Dieser Strecke zeigt sich zwischen dem Ende des QRS und dem Beginn der Welle T, fällt mit Punkt J zusammen, so dass die elektrische Aktivität in dieser Phase nicht aufgezeichnet werden kann. Die gemessene maximale Schwingung ist, positiv und negativ, 1 mm.

**T-Welle**

Diese Welle signalisiert den Beginn der ventrikulären Repolarisation, sie passiert immer nach dem QRS und bleibt in der gleichen Richtung. Wenn sie gegenüber dem QRS-Komplex umgekehrt ist, kann sie auf ein Problem hinweisen.

Eine negative T-Welle mit positivem QRS zeigt sich beispielsweise bei Patienten, die vor kurzem eine

Myokardischämie hatten. Er ist außerdem mit leicht gerundeter Spitze aufgemacht und kann auch sehr klein sein. Seine Spannung beträgt in der Regel etwa 0,2-0,3 mV. Nach der T-Welle kann manchmal eine U-Welle stecken.

## U-Welle

Es ist eine noch unbekannte Welle, die nicht immer auf einer EKG-Strecke zu sehen ist. Sie wurde mit Leitungsstörungen und Elektrolytstörungen in Verbindung gebracht, die Syndrome, Hypo- oder Hyperkaliämie sowie Hypo- oder Hyperkalzämie verursachen.

## QT-Intervall

Dieser Bereich zeigt die Zeit zwischen der QRS-Welle und der T-Welle an. Mit anderen Worten, es zeigt den Prozess der Elektrik Systole. Ihre Dauer wird stark durch den Herzschlag beeinflusst. Höhere Herzfrequenzen entsprechen einer Dauer des unteren QT-Intervalls.

Daher sollten Normalwerte festgelegt werden, die sich aus der Anwendung einer Korrektur anhand der Herzfrequenz auf den absoluten Wert ergeben. Für diese Korrektur wird in der Regel eine spezifische mathematische Formel verwendet, die Bazett-Korrektur genannt wird. Unter physiologischen Bedingungen bleiben die Rhythmen jedoch zwischen 0,35 und 0,47 Sekunden, wobei die Werte bei Frauen etwas höher liegen als bei Männern.

## 4.4. Aufzeichnung eines EKG

Alle elektrischen Signale aus der Herztätigkeit werden mit 5 Elektroden aufgezeichnet und gesammelt, die an der Körperoberfläche befestigt werden. Von diesen fünf werden vier an jeder Extremität und einer wird durch Saugnäpfe am Brustkorb an bestimmten Stellen befestigt, die bekannt sind als: V und gehen von Nummer eins zu Nummer 6: „V1, V2, V3, V4, V5, V6". Der EKG zeichnet die in diesen Positionen gesammelten elektrischen Signale auf und führt sie auf der Streck auf.

Die Position jeder Elektrode wird durch ein Achssystem berechnet, das es dem EKG ermöglicht, alle kardialen Leistungspotentiale aufzuzeichnen. Dieses Achssystem erzeugt präzise Punkte, die man Ableitung nennt.

### Elektroden und Ableitungen

Jede Ableitung zeichnet die Herztätigkeit aus einem anderen Blickwinkel auf und erzeugt somit ein spezifisches EKG-

Bild, das zu diesem Punkt gehört. Es ist nicht notwendig, sich genau zu vergegenwärtigen, welche Elektroden bestimmten Ableitungen entsprechen, sondern die Elektroden müssen richtig positioniert werden. Das EKG besteht, wie wir in den folgenden Kapiteln sehen werden, aus spezifischen Bildern, und für die richtige Interpretation der Trasse, die insgesamt betrachtet werden muss, müssen die Elektroden an den richtigen Stellen platziert werden.

Das EKG besteht aus 12 Ableitungen, die die Herztätigkeit aufzeichnen, indem sie 12 verschiedene Punkte analysieren.

Die 12 Ableitungen sind unterteilt in:

- 6 periphere Ableitungen der Gliedmaßen, von denen 3 unipolar und die übrigen 3 bipolar sind; 6 präkordiale Ableitungen in Brusthöhe

Die peripheren Ableitungen sind durch folgende Abkürzungen gekennzeichnet: DI, DII, von bipolarer Art und aVR, aVL und aVF von unipolarer Art. Sie messen die gesamte elektrische Aktivität mit Elektroden an den Gliedmaßen (Arme und Beine) und am Brustkorb, wobei darauf hinzuweisen ist, dass die Elektrode am linken Bein neutral ist.

Periphere Ableitungen haben einen internationalen Farbcode, der für jede Farbe den spezifischen Punkt angibt, an dem die Elektrode anzubringen ist. Die Codes sind:

- Rot Elektrode: die auf dem rechten Arm positioniert wird

- Gelbe Elektrode: die auf dem linken Arm positioniert wird

- Schwarz Elektrode: die auf dem rechten Bein positioniert wird

- Grüne Elektrode: die auf dem linken Bein positioniert wird

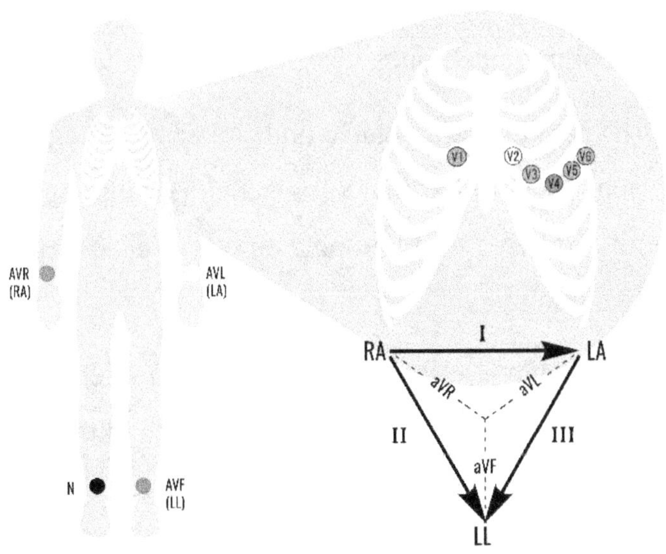

Die Elektroden an den Armen und am rechten Bein bilden ein gleichseitiges Dreieck, das als „Einthoven-Dreieck" bezeichnen wird und dass wir später sehen werden. Sie werden an den DI-, DII- und DIII-Punkten angebracht, so dass die peripheren bipolaren Zonen, an denen zwei Elektroden zur Aufzeichnung angebracht werden.

Diese beiden Elektroden sind wie folgt definiert:

- DI: negativer rechter Arm und positiver linker Arm. Bei EKG unter physiologischen Bedingungen ist es eine positive Ableitung einer Welle mit einer Absenkung nach oben;

- DII: positives linkes Bein und positiver rechter Arm. Bei EKG unter physiologischen Bedingungen ist es eine positive Ableitung einer Welle mit einer Absenkung nach oben;

- DIII: Linkes Bein positiv und linker Arm negativ. Bei einem EKG unter physiologischen Bedingungen ist es eine positive Ableitung einer Welle mit einer Ablenkung nach oben.

Diese „unipolaren" Punkte werden mit den gleichen Elektroden gemessen wie die „bipolaren" Elektroden, aber sie erforschen und registrieren die elektrische Aktivität vom

Brustkorb bis zum Einthoven-Dreieck. Sie werden als unipolar bezeichnet, weil sie eine einzige Ableitung haben.

So registriert der EKG die elektrische Aktivität des Herzens vom rechten Arm, vom linken Arm bis zu, linken Bein, sie sind bekannt als; aVR, aVL, aVF. in diesem Fall bedeutet „a" „erhöht", d. h. alle aufgezeichneten elektrischen Signale werden verstärkt; V steht für die Spannung, während die Buchstaben R, L und F die Gliedmaßen sind, an die die Elektroden (rechter und linker Arm, linkes Bein) angeschlossen sind.

Die positive Elektrode auf der Extremität wird auch als „differente" bezeichnet, die anderen beiden mit negativem Pol werden als „indifferente " bezeichnet. In groben Zügen heißt das:

- aVR: differente Elektrode, die mit dem rechten Arm verbunden ist, und indifferente Elektrode, die mit dem linken Bein und Arm verbunden ist;

- aVL: differente Elektrode, die mit dem linken Arm verbunden ist, und indifferente Elektrode, die mit dem rechten Arm und mit dem linken Bein verbunden ist;

- aVF: differente Elektrode, die mit dem Liken Bein verbunden ist, und indifferente Elektrode, die mit dem rechten und linken Arm verbunden ist.

Bei einem gemeinsamen EKG unter normalen physiologischen Bedingungen sind die aVL- und aVF-Ableitungen positiv, d. h. eine Umleitung nach oben. Die Ableitung aVR ist negativ (bei einer Welle mit Umleitung nach unten, was darauf zurückzuführen ist, dass die Aufzeichnung entgegen der Richtung des Stromflusses erfolgt, der durch die Herzfunktion fließt.

Die Brustwandableitungen werden dagegen als „V1, V2, V3, V4, V5 und V6" bezeichnet. Für diese Aufnahmen werden Elektroden am Brustkorb mit Saugnäpfen ausgestattet. Wie bei den Künsten hat man auch hier den positiven Pol. insbesondere an den Punkten;

- V1 und V2 befinden sich in der Nähe des Septums interventrikulare;

- V3, V4, V5 und V6 befinden sich in der Nähe des linken Ventrikels.

Die Punkte V1 und V2 sind überwiegend negativ, da sie sich in der Nähe des Herzbodens befinden, d. h. in Richtung des Elektroschocks für fast das gesamte Stadium der Depolarisation. Ansonsten sind die Abzweigungen auf der linken Seite V5 und V6 positiv, da die Elektroden nahe der Spitze des Herzens positioniert sind, die während der Repolarisation durch die elektropositive Welle hindurchgeht. Die präkordialen Punkte haben ebenfalls einen international anerkannten eindeutigen Code, der mit einer Farbe assoziiert ist;

- V1: rot, am vierten Zwischenraum nach rechts positioniert;

- V2: gelb, am vierten Zwischenraum nach links positioniert;

- V3: grün, an der Stelle zwischen V2 und V4;

- V4: braun, am fünften Zwischenraum positioniert;

- V5: schwarz, am fünften Zwischenraum nach links positioniert;

- V6: violett, am fünften Zwischenraum nach links positioniert.

**Das Einthoven-Dreieck**

Die Position der Elektroden an den Armen und an einem Bein formt das, was man gemeinhin als Einthoven-Dreieck bezeichnet.

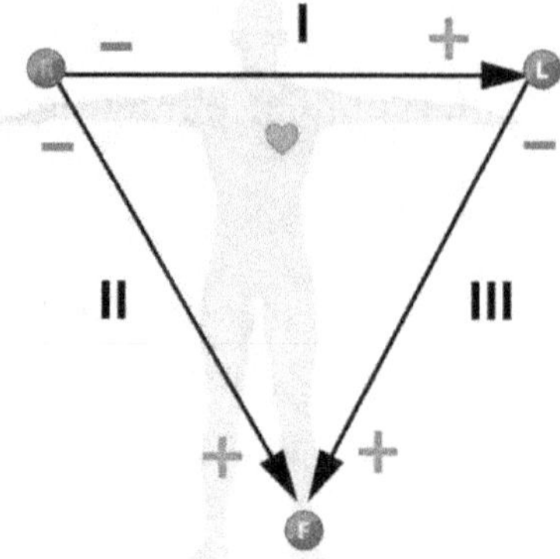



Das Dreieck, wie bereits angekündigt, hat eine gleichseitige Form, und Einthoven selbst sagte, dass das Herz mitten in einem elektrischen Feld liegt, das vom Herzen selbst erzeugt wird. Deshalb ist das Herz der Mittelpunkt dieses Dreiecks. Das Einthoven-Gesetz besagt, dass die Summe dieser Punkte zu jedem Zeitpunkt gleich ist und daher eine positive Elektrode verwendet werden muss. Negativer elektrischer Strom, der aus den anderen Ableitungen „DI, DII und DIII" resultiert, gleich Null ist. Diese Ableitungen werden auch als „erhöht" bezeichnet, da die Praxis um 50 % größer ist als die der Künste, um sie besser lesen zu können. Bei diesen Ableitungen wird die Herztätigkeit auf der Vorderseite aufgezeichnet.

insbesondere;

- aVR zeigt keine besonderen Zeichen an

- aVL registriert die elektrische Aktivität entsprechend der Seitenwand

- aVF erfasst die elektrische Aktivität, die der unteren Wand entspricht.

# Kapitel 5
# Wie man ein EKG liest

NORMALES
ELEKTROKARDIOGRAMM

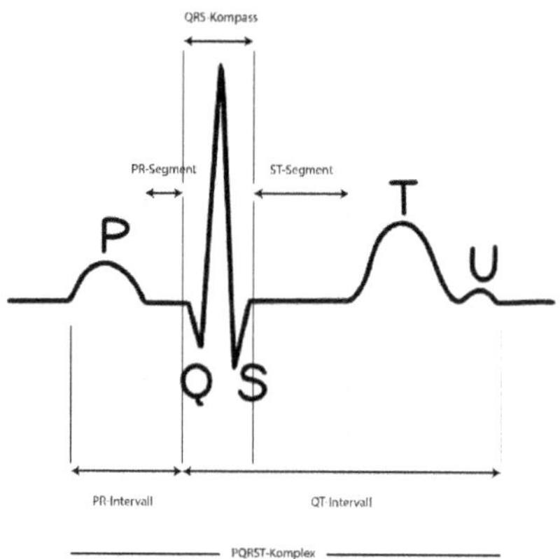



Wenn wir ein EKG haben, müssen wir in der Lage sein, das aufgezeichnete Stück zu lesen. Dabei dürfen wir nicht vergessen, dass eine gute Lektüre sich nicht darauf beschränkt, jede einzelne Struktur der Trasse zu bewerten und anzuerkennen, sondern dass es vor allem darauf ankommt, eine Währung in die gesamte Trasse einfließen zu lassen.

Das bedeutet jedoch nicht, dass die Auslegung für einzelne und subjektive Auslegungen geeignet ist, sondern es bedeutet, dass eine Lesemethode angewandt wird, die von den einzelnen Einzelheiten ausgehend zu einer integrierten und einheitlichen Auslegung führt. Es gibt ein klares und standardisiertes Protokoll für die wichtigsten Punkte und Bewertungen, die bei der Lektüre eines EKG vorgenommen werden müssen. Besonders zu berücksichtigen sind Frequenz und Rhythmus, Herzachse, P- und Q-Wellen, Intervalle, QRS- und ST-Komplex. Sehen wir uns jedes Detail an.

## 5.1 Frequenz und Rhythmus

Die Herzfrequenz liegt zwischen 60 und 90/100 Schlägen pro Minute, auch Bpm genannt. Wenn die Schwelle von 100 Schlägen pro Minute überschritten wird, beginnt man von Tachykardie zu sprechen, im Gegensatz zu einem Wert unter 60, der eine Bradykardie impliziert (Veränderungen von Rhythmus und Frequenz werden später beobachtet).

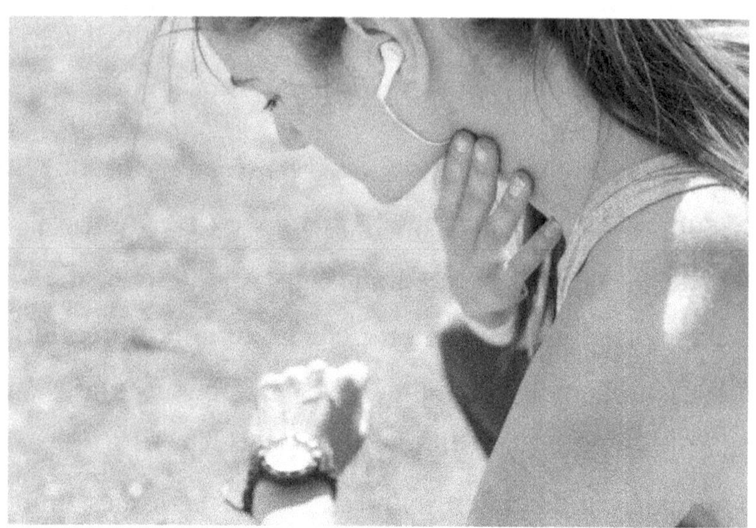

Zur Berechnung der Herzfrequenz ist ein einfaches Lineal zu verwenden, um die Abmessungen der einzelnen Quadrate im Verhältnis zu den aufgezeichneten Strukturen zu messen, sofern die Parameter des Millimeterpapiers nicht zu vertraut sind. Ohne Lineal kann die sogenannte RR-Methode verwendet werden. Es handelt sich um ein einfaches, aber sorgfältiges Verfahren, das nur in regelmäßigen Abständen angewendet werden kann.

Als Ausgangspunkt wird das QRS herangezogen, beginnend mit einer R-Welle mit einer markierten Linie auf der Strecke. Wenn die R-Welle des nächsten QRS-Komplexes auf der ersten dunklen Linie (die ersten fünf Quadrate) bleibt, sollte die Frequenz 300 bpm betragen. Liegt die R-Welle des QRS hingegen auf der zweiten dunklen Linie (etwa 10 Quadrate), beträgt die Frequenz ungefähr 150 bpm.

Die Analyse kann mit derselben Nachweismethode fortgesetzt werden. In der Praxis wird die Abfolge von 300 bis 50 Ziffern (das sind die Bereiche 300, 150, 100, 75,60 und 50) als Frequenz betrachtet, die jeder nachfolgenden Zeile entspricht (jede Zeile hat etwa fünf Quadrate).

Eine weitere Methode besteht darin, die QRS zu zählen, wobei ein Abstand von etwa sechs Sekunden einzuhalten ist, und das Ergebnis dann mit zehn zu multiplizieren. Die letztgenannte Methode gilt nur bei regelmäßigem Herzrhythmus und ohne Auffälligkeiten. Bei unregelmäßigen Rhythmen müssen immer 60 Sekunden gezählt werden.

Eine etwas technischere Methode ist die Aufteilung der Zahl, die sich ergibt, in diesem Fall 300 durch die Anzahl der größten Blöcke. Weil sich Nummer 300 auf eine Minute bezieht. Was uns am Ende interessiert ist, ob die Häufigkeit langsam, schnell oder normal ist, also ob wir vor einem EKG eines Bradykard-, Tachykard- oder Normalpatienten stehen. Der nächste Schritt ist die Bestimmung der Regelmäßigkeit des Rhythmus. Dazu kann ein Frequenzmesser verwendet werden, oder es werden Zwischenräume zwischen dem QSR gezählt oder der Abstand zwischen den Wellen r gemessen.

Im Allgemeinen gilt die Herztätigkeit als rhythmisch, wenn der Abstand zwischen den beiden R-Wellen normal ist. Man kann eine Tabelle verwenden, in der man mit dem Bleistift genau die Stelle markiert, an der die R-Wellen fallen, indem man überprüft, ob die nächsten an denselben Stellen wie die vorherigen fallen. Der physiologische Rhythmus wird als Sinus bezeichnet.

Der vom Herz erzeugte elektrische Impuls beginnt im „sinusförmigen" Knoten mit einer Frequenz von 60 bis 100 Schlägen pro Minute. Ein QRS, dem eine Welle p vorausgeht, wird als „normal" bezeichnet. Ich halte es für angebracht, darauf hinzuweisen, dass nicht alle Arrhythmien das gleiche Verhalten haben wie z. B. Arrhythmien mit konstantem Rhythmus, dass in der Vorhölle der Fall beispielsweise ist.

## 5.2. Elektrische Herzachse

Eine elektrische Herzachse ist die Richtung der elektrischen Kraft des Herzens. Diese elektrische Tätigkeit wird von einem Überträger dargestellt. Die Herzachse ist die Summe der Überträger, die Teil des Herzzyklus sind.

Da ein großer Teil der elektrischen Herztätigkeit von dem durch die Depolarisation erzeugten QRS ausgeht, kann die mittlere elektrische Achse durch Betrachtung dieses speziellen Segments bestimmt werden.

Eine weitere, ebenfalls ungefähre Methode ist die Messung des Peaks der R-Welle. Um die elektrische Herzachse genauer zu beschreiben, muss sie in den drei Dimensionen X, Y und Z betrachtet werden. Dieser Prozess wird mit den 12 Standardableitungen durchgeführt.

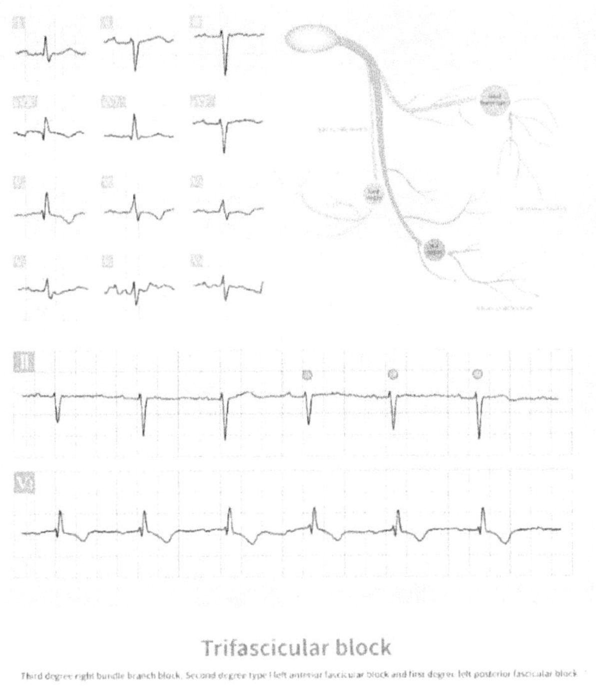

Trifascicular block

Wie wir bereits gesagt haben, ist ein Weg zur Bestimmung der mittleren elektrischen Achse die Definition der R-Welle, der ersten Abteilung und der dritten. Um dies zu erreichen, muss der rechte Winkel von der Achse der Abteilung ausgezeichnet werden. Dann müssen wir bestimmen, wo die Kreuzung stattfindet. Und schließlich kann ein Vektor gezeichnet werden, der den Punkt 0 an der Kreuzung darstellt.

Die Richtung dieses Vektors wird eine Annäherung an die mittlere elektrische Achse unseres Herzens liefern. Die Länge wird das Potential annähernd ausmachen. Eine andere, etwas genauere Methode zur Durchführung dieser Berechnung besteht darin, die potenziellen QRS einer Ableitung zu addieren, anstatt nur die Amplitude der R-Welle zu verwenden, ändert sich am Ende des Verfahrens nichts.

Es ist wichtig, daran zu denken, dass unser Körper nicht als perfekter Leiter gelten kann, vor allem, weil die Elektroden nicht immer perfekt an der Haut haften. Daher sind die EKG-Werte als Näherungswerte für die tatsächliche elektrische Herzaktivität zu betrachten.

Die Untersuchung der Herzachse stellt daher einen der wichtigsten Bausteine für die Herzpfade dar, da sie uns Informationen über mögliche Rotationen des Herzens in der Brusthöhle liefert, die für das Alter und die Statur der Person von Bedeutung sein können, sowie für mögliche Funktionsstörungen, die das Auftreten mehrerer Krankheiten, wie z. B. der rechten Gliedmaßen, der linken Gliedmaßen, zur Folge haben können; linker vorderer

Halbblock oder myokardiale Ischämie (siehe nachfolgende Syndromen für Rhythmusstörungen).

Um besser verstehen zu können, was die Herzachse ist, müssen wir die EKG-Ableitungen als Achsen auf der gleichen Vorderseite darstellen, in deren Mitte sich das Herz in einem Referenz-6-System befindet. Für jede Achse können die Besoldungsgruppen 0 bis 180 positiv in der unteren Hälfte und in der oberen Hälfte negativ sein. Wir können die Richtung der Herzstücke mit Linien durchgehen, während wir gestrichelte Linien verwenden können, um die Achsen aufzuzeigen, die durch das Wenden der Elektroden erreicht wurden.

Um die ungefähre Richtung der elektrischen Achse zu berechnen, können wir die Ableitung mit der höchsten positiven Abweichung der Welle R berücksichtigen. Mit anderen Worten, bei der Berechnung der Herzachse müssen wir bei der Ableitung, bei der unser QRS als Isoelektronik auftritt, berücksichtigen, wenn also sowohl der positive als auch der negative Teil ähnlich sind. Die Herzachse befindet sich dann senkrecht zu dieser Ableitung.

Die Herzachse liegt unter normalen physiologischen Bedingungen zwischen 0 und 90. Wenn er nach rechts geht, mit höheren Werten als 90, befinden wir uns in einem Zustand der „rechten axialen Abweichung", feststellbar und beispielhaft in der rechten ventrikulären Hypertrophie. Wenn sich die Herzachse nach links bewegt, handelt es sich um eine linke axiale Abweichung. Die Achse zeigt negative Werte von 0 bis - 90. physiologisch gesehen ist die Herzachse die vektorielle Richtung der Depolarisation des Herzens. Aber er hat auch eine klinische Bedeutung. Bestimmte Syndrome haben ein spezifisches elektrisches Signal. Das ermöglicht eine leichte Erkennung, indem man von der Spur zur weiteren Untersuchung geht.

Die elektrische Achse deckt unter diesen Bedingungen eine Skala von -30° bis +90° ab. Bei der Anzeige der elektrischen Achse des Herzens wird das QRS in zwei Ableitungen, der DI und der aVF, am häufigsten angewendet und am intuitivsten berücksichtigt, und es werden folgende Abweichungen geprüft:

- QRS in DI und aVF positiv (also nach oben gebogen) entspricht einer normalen Achse;

- QRS positiv in DI und negativ (also nach oben gebogen) in aVF bedeutet eine Achse nach links und damit pathologisch;

- QRS negativ in DI und positiv in aVF entspricht einer pathologischen Achse nach rechts;

- QRS negativ in DI und aVF zeigt uns eine stark pathologische Querachse nach rechts.

## 5.3 P-Welle

Diese Welle ist die erste des Herzzyklus und zeigt sowohl die elektrische als auch die mechanische Kontraktion des Herzens durch die Depolarisation. Wie wir bereits gesagt haben, sind die beiden Phänomene nicht zeitgemäß; die elektrische Depolarisationswelle ist dem Phänomen der mechanischen Kontraktion ein paar Millisekunden voraus. Es ist eine kleine, runde Welle, die immer dem QRS-Komplex vorausgeht.

Bei der Ablesung eines EKG ist zunächst zu prüfen, ob die P-Welle in den Ableitungen zu dem entsprechenden elektrischen Vektor vorhanden ist, also D2, V1, V2. Wenn die P-Welle vorhanden ist, kontrollieren wir immer:

1. ihre Form und Polarität

2. dass sie dem QRS vorausgeht

3. ihre Frequenz

Wenn nur einer dieser Parameter verändert wird, könnte es zu einer Erkrankung kommen. Die häufigsten Situationen treten auf, wenn:

- Die P-Welle ist vorhanden, aber die Frequenz unterscheidet sich von der des QRS. In diesem Fall können atrioventrikuläre Blöcke oder sogar atrioventrikuläre Dissoziationen vorhanden sein;

- Wenn die Form oder die Polarität seltsam ist oder sich plötzlich ändert. Das könnte ein Anzeichen für Vorhofflimmern-Syndrom sein;

- Wenn die P-Welle umgekehrt wird, muss zuerst beurteilt werden, ob sie rückwärts geführt wird und somit einen möglichen junktionale Rhythmus widerspiegelt oder ob sie biphasisch ist.

- Wenn die P-Welle fehlt oder sie unregelmäßig und chaotisch ist, könnte sie Vorhofflimmern oder junktionale Rhythmus des Auspuffs vermuten lassen. Es kann auch vorkommen, dass die P-Welle durch eine andere Art von Welle ersetzt wird, die als F-Welle bekannt ist. Das könnte das Signal für einen Vorhofflattern sein.

Unter jedem der oben beschriebenen Bedingungen sollte Ihr Kardiologe gewarnt werden und nicht selbst diagnostiziert werden.

## 5.4 PQ-Intervall

Dieses Intervall wird vom Beginn der Welle P bis zum Beginn des QRS berechnet und gibt die Rangierzeit im Herzen an, d. h. die Zeit, die von der Depolarisierungswelle zur Ausbreitung des HS-Knotens bis zum His-Bünde benötigt wird; durch den AV-Knoten, um die ventrikuläre Depolarisation zu beginnen. Der wichtige Faktor, der in dieser Struktur zu bewerten ist, ist ihre Lebensdauer, die zwischen 3 mm und 5 mm, also zwischen 0,12 ms und 0,2 ms, liegen sollte. Was wir hier sehen können ist:

- Die Gesamtdauer des PQ-Intervalls beträgt 3-5 mm, also 3-5 kleine Quadrate. In diesem Fall müssen wir auch die Morphologie dieser Linie untersuchen.

- Denn ein Intervall unterhalb des Intervalls könnte Anzeichen für bestimmte Erkrankungen wie Herzbeutelentzündung oder Herzinfarkt sein.

- Wenn die Dauer des PQ-Intervalls mehr als 5 mm beträgt, könnte dies in diesem Fall ein Warnsignal für einen AV-Block sein.

- wenn die Dauer des PQ-Intervalls in diesem Fall weniger als 3 mm beträgt, ist die Delta-Welle vorhanden, die möglicherweise eine Tachykardie anzeigen kann.

## 5.5 QRS-Komplex

Dieser Satz von drei Wellen entspricht der Depolarisationsphase des Herzventrikels und entspricht dem Moment, in dem der elektrische Impuls den AV-Knoten erreicht und sich dann über den His-Bünde bis zu den Purkinje-Fasern ausbreitet, was zu einer Kontraktion führt. Die drei Q-, R- und S-Wellen repräsentieren ventrikuläre Makrovektoren mit negativem, positivem und negativem Rhythmus.

Die drei Wellen sind unter Umständen in bestimmten Ableitungen nicht sichtbar, und in diesem Fall wird auf den Komplex nur mit sichtbaren Wellen wie RS, QR oder Sonstigem hingewiesen. Der erste im QRS zu berücksichtigendem Aspekt ist vor allem sein Bogenhalbmesser, der in einem Bereich zwischen 0,8 und 0,1 ms, d. h. zwischen 2 und 2,5 mm, liegen sollte. Innerhalb dieser Grenzen kann man sagen, dass der elektrische Impuls von den Gliedmaßen ausging. Nach der Prüfung wird die Dauer sowohl der Gesamtheit als auch der einzelnen Wellen gemessen. In diesem Fall können wir haben:

- einem engen QRS-Komplex mit engen Wellen, der auf einen Sinusimpuls oder supraventrikulären Impuls hinweist;

- Ein breites QRS mit weitläufigen Wellen weist auf einen ventrikulären Fokus hin;

- eine Q-Welle mit einer Tiefe von mehr als 3mm bedeutet einen bestehenden Myokardinfarkt;

- eine R-Welle mit einer Höhe von mehr als 10 mm oder weniger als 5 mm zeigt pathologische Zustände an, die mit einer Störung des kardialen elektrischen Stroms in Bezug auf eine Abnahme oder Zunahme des Stroms zusammenhängen, wie z. B. die ventrikuläre Hypertrophie, die zu hohen R-Wellen führt; Weil das Herz mehr Strom braucht, um sich richtig zu depolarisieren.

## 5.6 ST-Abschnitt

Der Abschnitt ST bezeichnet den Teil der Strecke, der gegen das Ende des QRS beginnt (entweder die S-Welle oder die sichtbare Schlusswelle), und den Beginn der T-Welle. Es fällt mit dem Moment zusammen, in dem alle ventrikulären Zellen depolarisiert werden und es daher nicht möglich ist, elektrische Bewegungen aufzuzeichnen. Um dies zu messen, ziehen Sie die isoelektrische Linie mit Hilfe von Lineal und Bleistift auf die Strecke und prüfen dann die Masse. Die ST-Linie kann sein:

- normal, wenn die ST-Linie mit der isoelektrischen Linie zusammenfällt. Aber in diesem Fall müssen wir bedenken, dass das Fehlen eines elektrischen Signals nicht etwa bestehende Krankheiten beseitigt, sondern uns einfach sagt, dass diese bei dieser Untersuchung nicht sichtbar sind, wenn besondere Symptome auftreten, wird eine gründlichere Untersuchung empfohlen;

- verändert, wenn sie größer als 2 mm ist: je nachdem, ob diese Veränderung oberhalb oder unterhalb der isometrischen Linie liegt, gibt es zwei unterschiedliche klinische Situationen, die beide pathologisch sind. Ein erhöhtes ST-Segment könnte auf eine Verletzung im frühen Stadium hindeuten, die typisch für einen akuten Myokardinfarkt ist. Eine Umleitung des ST-Abschnitts tritt bei Ischämie auf. Veränderungen des Calcium- oder Kaliumsystems können die Morphologie des ST-Abschnitts ebenfalls beeinflussen.

## 5.7 T-Welle

Die T-Welle ist eine kleine symmetrische Welle, die sich unter physiologischen Bedingungen oberhalb der der

Isolinie befindet und folgt dem QRS-Komplex. Es ist die Repolarisationswelle der Ventrikel. Es ist wichtig, neben der Morphologie auch die Polarität zu bewerten, die gegenüber dem QRS-Komplex niemals umgekehrt werden sollte.

Wenn bei einem Test bei jeder Ableitung negativ ausfällt oder die meisten, wenn der Befund positiv war, könnten wir Anzeichen einer Ischämie sehen, besonders, wenn diese Analyse mit Brustschmerzen einhergeht.

## 5.8 QT-Intervall

Das PQ-Intervall wird vom Beginn der P-Welle bis zum Beginn des QRS-Komplexes berechnet und stellt die Zeit zwischen der Depolarisation und der Repolarisation des Herzens dar. Mit anderen Worten, es repräsentiert die elektrische Systole. Seine Dauer wird stark von der Herzfrequenz beeinflusst und ist umgekehrt proportional. Es ist also nach der Häufigkeit zu beurteilen, und zwar: je höher die Herzfrequenz, desto geringer das QT-Intervall.

Eine erste vorläufige Analyse kann jedoch durch Analyse des Intervalls zwischen zwei R-Wellen durchgeführt werden. Wenn das QT-Intervall niedriger ist als die Hälfte des RR-Intervall, haben wir es mit einem physiologischen QT-Wert zu tun.

Ein verlängertes QT-Intervall kann auf eine Toxizität hindeuten, die häufig mit der Einnahme von Neuroleptikum zusammenhängt. Außerdem bereitet es das Risiko vor, dass aufgrund der relativen Zunahme der refraktären Phase merkliche Herzrhythmusstörungen wie ventrikuläre Tachykardien auftreten.

# Kapitel 6
## Veränderungen des Rhythmus

Wir haben gesehen, dass die korrekte Ausführung eines EKG Das liefert uns eine Menge Informationen über die kardiale elektrische Aktivität, sei es unter physiologischen Bedingungen oder bei mehr oder weniger leichten Funktionsstörungen, die zu schweren Herzkrankheiten führen können.

Das beste Hilfsmittel des EKG ist zweifellos der Bereich der Arrhythmien. Als Arrhythmie wird jede Art von Rhythmus definiert, die nicht als Sinus klassifiziert werden kann. Dies bedeutet, dass der elektrische Herzimpuls und somit die resultierende Depolarisationswelle nicht an dem Sinusknoten (SA-Knoten) beginnt. Die Arrhythmie, die sich bildet, wird nach der Herzstruktur benannt, in der sie entstanden ist.

Der Bereich der Arithmologie ist ziemlich groß, und in den folgenden Abschnitten und Kapiteln werden wir nur versuchen, die wichtigsten Elemente des Themas darzulegen, wobei wir es jedem einzelnen von Ihnen überlassen, weitere, zielgerichtetere Überlegungen anzustellen.

Wenn wir über Arrhythmien sprechen, müssen wir mit einer ersten großen Unterscheidung zwischen Bradyarrhythmien (oder Bradykardie) und Tachyarrhythmien (oder Tachykardie) beginnen. In der Bradyarrhythmus-Gruppe, deren Präfix „Bradis" langsam bedeutet, können wir jeden Rhythmus, einschließlich Sinus, mit einer durchschnittlichen ventrikulären Frequenz von weniger als 60 Schlägen pro Minute einbeziehen.

Die Tachyarythmie-Gruppe mit der Vorwahl „tachi", d. h. schnell, umfasst irgendeinen Rhythmus, einschließlich Sinus, dessen Herzfrequenz in einer Minute größer als 100 Schläge ist. Bei der Messung des Herzrhythmus bei Arrhythmien ist es von entscheidender Bedeutung, sich zunächst auf das richtige Ablesen des EKG zu konzentrieren, indem die Merkmale der P-Welle und ihr Zusammenhang mit dem QRS-Komplex bewertet werden.

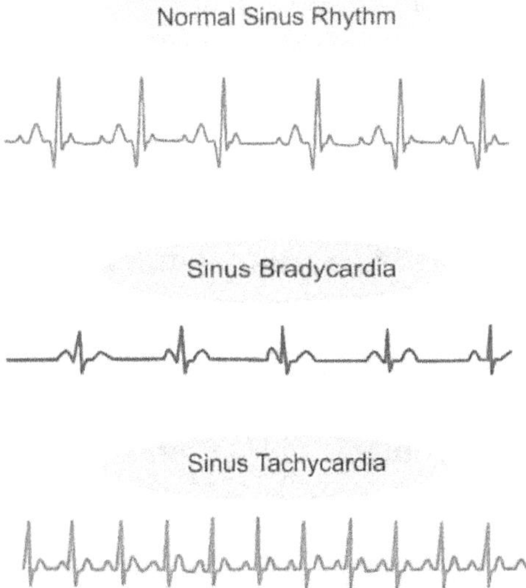



## 6.1 Die Bradyarrhythmie (oder Bradykardie)

Generell können wir sagen, dass Bradyarrhythmen durch eine Fehlfunktion der Herzfrequenzsteuerung verursacht werden, was zu einer Verlangsamung des Rhythmus oder zu einem Ausbleiben der Beschleunigung in Situationen führt, in denen mehr Sauerstoff benötigt wird, Zum Beispiel bei körperlicher Betätigung.

Bradyarrhythmien können mehrere Ursachen haben. Das am häufigsten berichtete Ereignis ist die physiologische Alterung des Herzleitsystems. Auf diese Weise entwickelt sich die Krankheit schrittweise weiter. Aus diesem Grund wird empfohlen, nach einem gewissen Alter ein periodisches

EKG durchzuführen, um frühzeitig Gegenmaßnahmen ergreifen zu können, bevor die von uns beschriebenen Ereignisse im Zusammenhang mit dem physiologischen Verfall eintreten. In anderen Fällen ist Bradyarrhythmie dagegen ein spezifisches Symptom, das mit einer zugrunde liegenden organischen Erkrankung wie einem akuten Myokardinfarkt, einer Herzmuskelerkrankung oder einem mechanischen Problem in Verbindung gebracht werden kann; wie eine Fehlfunktion einer oder mehrerer Herzklappen. In diesen Fällen tritt die Bradyarrhythmie plötzlich hart auf, verursacht Ohnmachtsanfälle oder kann in selteneren Fällen eine andere Arrhythmie auslösen, die zum plötzlichen Tod führt.

Daher sollten Symptome wie Müdigkeit oder Ermüdung als Alarmglocken dienen, um zu einem Kardiologen zu gehen und sich einer Untersuchung zu unterziehen. Wenn Sie plötzlich ohnmächtig werden, müssen Sie sofort in die Notaufnahme. Schauen wir uns nun die wichtigsten Bradyarrhythmien an.

### 6.1.1 Synusalsbradykardie

Sie repräsentiert die zugrunde liegende Bradykardie und ist nur durch eine Abnahme der Herzfrequenz bei einem Puls von weniger als 60 Schlägen pro Minute gekennzeichnet.

Elektrische Tätigkeit: vorhanden

- Frequenz:60 bpm

- Rhythmus: regelmäßige Intervalle R-R

- P-Welle: vorhanden, mit einer gleichmäßigen Ausstrahlung auf der gesamten Strecke. Wird immer vom QRS verfolgt

- QRS-Komplex: mit normalem Aussehen und gleichmäßigem Rhythmus; folgt immer der P-Welle

- QT-Intervall: 0.04 – 0.08 Sekunden.

- T-Welle: positiv und folgt jede QRS`

- ST-Abschnitt: 20 Sekunden


## 6.1.2 Atrioventrikuläre Blöcke

Die atrioventrikulären Blöcke sind Störungen der Herzleitfähigkeit, sie haben ihren Ursprung zwischen der Vorkammer und dem Ventrikel, wo sich der Atrioventrikularknoten befindet. Da der Impuls die Ventrikel nicht erreicht, wird diese Anomalie gemeldet.

Die Anwesenheit des natürlichen Herzschrittmachers gewährleistet in jedem Fall die Kontraktion dieser Ventrikel, auch wenn diese mit geringerem Rhythmus erfolgt, selbst wenn eine Unterbrechung auftritt. Diese Zeit der Leitung wird anhand der Zeit gemessen, die die P-Welle braucht, um das QRS zu erreichen. In der Regel wird es in der DII-Ableitung bewertet.

Wir müssen bedenken, dass die Gesamtdauer dieses Intervalls, wie bereits erwähnt, zwischen 0,12 und 0,20 Sekunden liegt und in engem Verhältnis zur gleichen Herzfrequenz steht. Die AV-Blöcke werden in der Regel in drei Gruppen unterteilt: I, II und III.

**Atrioventrikulärer Block des Grades I**

Dieser Block zeichnet sich durch eine Erhöhung der Leitungszeit aus, die auf der Strecke durch die Verlängerung des PQ-Intervalls um mehr als 0,20 Sekunden zu erkennen ist. Es steht in der Regel nicht in Verbindung mit Symptomen und wird spontan ohne spezifische Wirkung gelöst oder stabilisiert.

Elektrische Tätigkeit: vorhanden

- Frequenz: normal, kann aber verlangsamt werden

- Rhythmus: regelmäßig

- P-Welle: ist pro QRS vorhanden, mit konstantem Aussehen

- QRS-Komplex: normales Aussehen und gleichmäßiges Tempo, jedes folgt immer einer P-Welle

- PR-Intervall: länger als 0,2 Sekunden

- T-Welle: positiv und nach jedem QRS

**Atrioventrikulärer Block des Grades II**

Im Gegensatz zu dem Block ersten Grades, in dem eine relative Verzögerung der AV-Leitungszeit festzustellen ist, erreichen viele der Impulse, die vom sinusförmigen Knoten kommen, nicht die Ventrikel.

Dies kann eine sehr gefährliche Annahme sein, da die Teilblockade zu einem Herzstillstand führen könnte. Es tritt oft in Verbindung mit einer früheren Herzerkrankung auf und tritt bei einem akuten Myokardinfarkt auf. Aufgrund der Härte werden Mobiz I und Mobiz II eingestuft. Aus EKG-Sicht zeichnet sich die allmähliche Verlängerung des PQ-Abschnittes bis zum Fehlen des QRS aufgrund der zunehmenden Verzögerung der Impulse aus.

Elektrische Tätigkeit: vorhanden

- Frequenz: normal

- Rhythmus: Dies kann sowohl unregelmäßig als auch regelmäßig sein

- P-Wellen: einige P-Wellen werden nicht vom QRS begleitet. Es wird geschätzt, dass es ein Verhältnis von 3 oder 4 P-Wellen pro QRS gibt

- PR-Intervall: Im Mobitz I ist es variabel, da es sich in der Regel verlängert, bis der Impuls die Ventrikel erreicht, im Mobtiz II hingegen konstant ist, aber einige der P-Wellenimpulse werden nicht kanalisiert

- QRS-Komplex: normales Aussehen, aber weniger Präsenz auf der Strecke

- T-Welle: normal

**Atrioventrikulärer Block des Grades III**

Bei dieser Art von Blockade wird die Kommunikation zwischen dem Knoten und dem His-Bündel regelmäßig unterbrochen, was zu einem Stillstand der Impulse führt, die die Ventrikel nicht belasten.

Wenn dieser Zustand auftritt, kommt es zu einem Herzstillstand, aber glücklicherweise erhalten die Teile des

Leitsystems nach dem Stillstand ihre Autonomie in Bezug auf die Ableitung, In einem Bereich des Systems werden Impulse als natürlicher Herzschrittmacher freigesetzt, so dass die Ventrikel sich wieder zusammenziehen. Diese Situation ist sehr ernst und kann zu Ischämie führen.

Unter dem Blickwinkel der EKG-Kurve wird es keine Korrelation mehr zwischen den P-Wellen und den QRS geben, die jeweils nach unterschiedlichen Zeiten und Frequenzen folgen werden. Während die erste eine normale Frequenz behalten, erreichen die QRS nicht die 30 Bpm, was dazu führt, dass Vorhänge und Ventrikel sich ohne Synchronisation zusammenziehen. In diesen Fällen kann es zu einer Synkope oder Lipothymie kommen, die eine dringende Implantation von einem Herzschrittmacher erforderlich macht.

Elektrische Tätigkeit: vorhanden

- Frequenz: Die atriale Frequenz ist unabhängig von der ventrikulären Frequenz. Diese ist normalerweise sehr langsam.

- Rhythmus: Die beiden Rhythmen der P- und QRS-Wellen haben kein Verhältnis zueinander, obwohl jeder Rhythmus unabhängig davon normal sein kann.

- P-Welle: vorhanden, aber keine kontinuierliche Verbindung zum QRS

- PR-Intervall: ist nicht messbar

- QRS Komplex: hängt vom vorhandenen Mechanismus ab. Er kann normal sein, wenn der Mechanismus atrioventrikulär oder durch niedrigere Frequenzen gekennzeichnet ist, wenn der Fluchtmechanismus ventrikulär ist.

- T-Welle: normal

### 6.1.3 Schenkelblöcke

Dieser Block ist eine Anomalie im elektrischen Leitsystem des Herzens, bei dem die beiden Stränge des Hiss-Bündel den Impuls nicht an die Ventrikel übertragen können. Unter normalen Bedingungen leiten beide Stränge den Impuls gleichzeitig bis zu den Purkinje-Fasern und verteilen ihn auf die Ventrikel.

Wenn sich eine der beiden Stränge verzögert oder blockiert, kann der Impuls nur die Kontraktion eines Ventrikels auslösen, und erst dann kann er sich über das Septum interventrikulare auf die andere Seite ausbreiten. Dieser Prozess führt zu einem Ungleichgewicht bei der Depolarisation der Ventrikel, was man auf der Strecke sehen kann. Die Verzögerung der Aktivierung gegenüber der anderen führt zu einer zweizackigen R-Welle namens „Kaninchenohren".

Bei Auftreten dieses Ereignisses in den V1- und V2-Zuleitungen spricht man von einem rechten Zweig-Block; wenn es sich bei den V5- und V6-Zuleitungen manifestiert, handelt es sich um eine Blockierung des linken Zweiges. Andernfalls spricht man bei den V3- und V4-Zuleitungen von einer Blockierung der interfaschierte Zweig.

**Block des rechten Zweiges**

Dies ist der Fall, wenn das Aktionspotenzial über die gesamte Länge des rechten Zweiges hinweg verzögert wird. Dadurch kommt es zu einer schnelleren Depolarisation des linken Ventrikels als des rechten Ventrikels, der Depolarisations-Vektor bewegt sich von der linken zum rechten Ventrikel.

Ein rechter Zweig-Block bei einer Person mit struktureller Herzerkrankung deutet auf ein fortgeschrittenes Stadium der Erkrankung hin, dass im Laufe der Zeit auch die Koronararterien betreffen kann. Sie kann auch mit signifikanten Erkrankungen der rechten Herzkammer verbunden sein, wie z. B. pulmonaler Hypertonie, Lungenembolie und ischämische Herzerkrankung.

Auf der ECG-Kurve zeigt die QRS-Konfiguration V1 besser mit einer QRS-Amplitude größer oder gleich 0,12 Sekunden mit einer sekundären R-Welle. Auf der Strecke können die Unter-Nivellierung des ST-Abschnitts und die Umkehrung der T-Welle beobachtet werden.

**Block des linken Zweiges**

Ähnlich wie beim rechten Block des Zweigs findet der linke Teil statt, wenn eine Überleitungsverzögerung entlang der linken Seite auftritt; in diesem Fall wird die Depolarisation der rechten Ventrikel schneller erfolgen als die Depolarisation des Linken; Der Depolarisationsfeld wird vom rechten Ventrikel nach dem linken gerichtet. Diese Blockade tritt tendenziell bei Menschen mit Herzerkrankungen auf und senkt auch die Lebenserwartung.

Die ECG-Kurve weist die gleichen Merkmale auf wie der rechte Zweig-Block, jedoch auf den Ableitungen V5 und V6.

- Elektrische Aktivität: vorhanden

- Frequenz: normal

- Rhythmus: regelmäßig

- P-Welle: vorhanden und mit dem QRS-Komplex verbunden

- PR-Intervall: normal

- QRS-Komplex: längliche Form mit einer Zweizack-R-Welle

- T-Welle: kann umgedreht werden

## 6.1.4 PEA: pulslose elektrische Aktivität

Es handelt sich um einen sehr ernsten Zustand, und es kommt vor, wenn Handgelenk und Herzleistung nicht wirken, obwohl es möglich ist, elektrische Aktivität auf der Strecke zu sehen. In der Praxis befindet sich die Person in Herzstillstand, aber das EKG erscheint normal, trotz des Problems. In diesen Fällen ist eine Notfallbehandlung zur kardiovaskulären Wiederbelebung erforderlich.

## 6.1.5 Asystolie

Bei Asystolie fehlen sowohl der Puls als auch die Herzleistung. Das EKG zeigt keine elektrische Aktivität an. Wie im vorangegangenen Fall ist eine Notfallbehandlung zur kardiovaskulären Wiederbelebung erforderlich.

## 6.1.6 Synusalsblöcke

Bei Sinusknoten funktioniert die Sinus-Aktivität intermittierend. Einige der Sinus-Knotenimpulse senden einige Sekunden lang nicht mehr, was eine klinisch relevante Synkope hervorruft. Es kann sich spontan auflösen, entweder durch Wiederherstellung des Sinusrhythmus oder durch einen ektopischen Schrittzähler. Das EKG-Gleis ist regelmäßig, außer zum Zeitpunkt des Herzstillstands.

## 6.2 Tachyarrhythmie (oder Tachykardie)

Die Tachyarrhythmien umfassen allen Syndromen, die die elektrische Leitung des Herzens belasten und die durch eine plötzliche, abrupte Beschleunigung des Herzschlags, abwechselnd in Phasen mit regelmäßigem Puls, gekennzeichnet sind. Bei leichteren Tachykardien beschränken sich die Symptome auf einen beschleunigten Herzschlag über 90/100 Kontraktionen pro Minute, wobei es bei den schwersten Formen, den tatsächlichen Tachyarrhythmien, auch zu Unregelmäßigkeiten im Puls kommt. Auch wenn die beiden Begriffe Tachykardie und Tachyarrhythmie bisweilen als Synonyme verwendet werden, haben sie doch einen wesentlichen Unterschied in der Symptomatik.

Während bei Tachykardie Veränderungen der Herzfrequenz auftreten, die normal zu sein scheinen, auch wenn eine gewisse Beschleunigung feststeht, verursacht die

Tachyarrhythmie auch unregelmäßige Pulsationen. Die Tachyarrhythmien können strenger werden und in einigen Fällen bis zum Tod dramatische Folgen haben.

Im Allgemeinen führen diese Zustände zu einem Zustand der Angst und allgemeinen Unwohlsein, begleitet von einer Vielzahl von Symptomen, die zu einer Änderung des Herzrhythmus führen, die bei plötzlichen Beschleunigungen wahrgenommen wird.

Bei der klinischen Diagnose werden zwei Arten von Tachyarrhythmien grob unterschieden, was von dem Teil des Herzens abhängt, der speziell betroffen ist: der Vorhof- und ventrikuläre Tachyarrhythmie. Die Symptome überschneiden sich manchmal, obwohl die Folgen dieser Arrhythmien viel schwerwiegender sein können.

Die Symptome beginnen im Allgemeinen mit einer starken Angst und Unruhe, die mit einem oder mehreren der folgenden Faktoren einhergeht:

- Steigerung des Herzklopfens

- Seltsamer Schmerz in der Brust

- ein seltsames Gefühl von Engegefühl im Brustkorb

- Die Atmung wird kurzatmig und begleitet von einem ständigen Gefühl von Kurzatmigkeit

- Schwitzen nimmt zu

- Abnormale Schwäche oder allgemeines Ermüdungsgefühl

- Schwindelanfällen können auftreten

Die Durchführung eines EKG-Tests ermöglicht den Nachweis einer Differentialdiagnose. Die Ursachen für die Tachyarrhythmien können auf mehrere Faktoren zurückzuführen sein, von der Einnahme von Kaffee oder ähnlichen Erregungsstoffen bis zu früheren Schädigungen und physiologischen Veränderungen des Herzens (z. B. Arteriosklerose). Auch bestimmte genetische Krankheiten können die Entwicklung einer Tachyarrhythmie fördern, sogar eine falsche Ernährung, Adipositas, Alkohol- oder Drogenmissbrauch.

### 6.2.1 Synusalstachykardie

Es ist die einfachste Form von Arrhythmie und es prüft, ob die physiologische Herzfrequenz 100 Bpm übersteigt. Sie kann auch bei körperlicher Betätigung auftreten, ist aber bis zu einem gewissen Grad nicht pathologisch.

- Elektrische Aktivität: vorhanden

- Frequenz: 130bpm

- Rhythmus: regelmäßig R-R-Intervall.

- P-Welle: normale und vorhandene Form für jeden QRS-Komplex. Sie kann einzeln oder innerhalb der vorhergehenden T-Welle auftreten

- QRS-Komplex: normal aussehend

- T-Welle: Positiv und jedes Mal vorangestellt durch den QRS-Komplex


## 6.2.2 Tachykardie im Vorhof (oder supraventrikulär)

Wie der Name schon sagt, ist es eine Tachykardie, die in den Vorhängen beginnt und sowohl bei Automatismus als auch beim Wiedereintritt auftritt. Sie unterscheidet sich durch das Vorhandensein ungeklärter P-Wellen in den Ableitungen D2, D3 und aVF mit negativer Ladung. Ihre Frequenz geht nie über die 240 bpm hinaus und steht sehr nahe bei den QRS-Komplexen.

- Elektrische Aktivität: vorhanden

- Frequenz: 220-240bpm

- Rhythmus: regelmäßig R-R-Intervall.

- P-Welle: anomal und nahe am QRS-Komplex

- QRS-Komplex: normal und eher schmal

- T-Welle: Positiv und jedes Mal vorangestellt durch den QRS-Komplex

## 6.2.3 Paroxystiche supraventrikuläre Tachykardie

Zusammen mit den vorherigen ist es eine der häufigsten Tachykardien. Physiologisch ist das Gleichgewicht zwischen dem Verkehrsweg zwischen dem AV-Knoten und dem His-Bündel gestört. In der Regel bewegt sich der Impuls sowohl auf dem schnellen als auch auf dem langsamen Weg zum Stillstand, und dann auf dem langsamen Weg zurück. Der Sinusimpuls erreicht die Ventrikel nur über den schnellen Weg. Dies führt dazu, dass die Feuerbeständigkeit länger ist für den schnellen, den kürzeren für den langsamen Weg. Es lassen sich drei Arten von Paroxysche supraventrikuläre Tachykardie feststellen, wobei Slow-fast mit bis zu 90% der Fälle am häufigsten vorkommt.

In der Regel geht eine Atriale Extrasystole durch die feuerfeste Phase und durch die langsamere. Wenn die rasche Phase bis zum Ende der feuerfesten Phase ihre Fahrfähigkeit wiedererlangt hat, kann sie vom Rückwärtsimpuls aus und dann in die Vorkammer zurückgelegt werden. Von hier aus wird er den langsamen Weg zurücknehmen und eine Tachykardie auslösen. Das ECG zeigt QRS-Komplexe mit Frequenzen von bis zu 250 bpm. P-Wellen sind im QRS nicht sichtbar oder zeigen sich als S-negativ in den DII-, DIII- und aVF-Abzweigungen und V-positiv.

Elektrische Tätigkeit: vorhanden

- Frequenz: 150-250bpm

- Rhythmus: regelmäßig R-R-Intervall.

P-Welle: in jedem QRS-Komplex, aber schwer zu identifizieren

- P-R-Intervall: in der Regel nicht messbar.

- QRS Komplex: Aussehen und normaler Rhythmus

- T-Welle: durch die Anwesenheit der P-Wellen im Inneren wirkt sie verzerrt.

### 6.2.4 Ventrikuläre Tachykardie

Ventrikuläre Tachykardie ist eine sehr schwere Form von Arrhythmien, die sich zu Kammerflimmern entwickeln kann. Die Depolarisationsspitzelle ist auf ventrikulärer Ebene lokalisiert und wird definiert, wenn mindestens drei oder mehr Schläge ventrikulären Ursprungs nacheinander bei einer höheren Frequenz als 100 bpm auftreten. In der Regel liegt die Gesamtfrequenz zwischen 140 und 250bpm.

Morphologische Veränderungen können bei QRS- und P-Wellen-Komplexen auftreten, die nicht mit den erweiterten

QRS zusammenhängen. Die P-Wellen können auch mit den QRS-Komplexen verschmelzen, die enger erscheinen. In den Vorläufern V1 bis V6 können die QRS-Komplexe Übereinstimmungen aufweisen und alle entweder negativ oder positiv sein.

Ventrikuläre Tachykardie kann auch durch andere schwere Erkrankungen wie Ischämie, Herzinfarkt und Herzversagen verursacht werden. Es ist wichtig, den Patienten bereits von den ersten Symptomen an zu überwachen, indem die Pulsaktivität und die wichtigsten Vitalfunktionen kontrolliert werden. Bei Tachykardie mit arteriellem Handgelenk ist eine kardiovaskuläre Maßnahme erforderlich. Bei ventrikulärer Tachykardie ohne Puls ist eine Defibrillation erforderlich.

Elektrische Tätigkeit: vorhanden

- Frequenz: in der Regel zwischen 140 und 220bpm

- Rhythmus: kann unregelmäßig sein

- P-Welle: nicht vorhanden.

- PR-Intervall: nicht messbar.

- QRS Komplex: in der Regel breiter konfiguriert

- Welle-T: polaristisch gegenüber QRS

- P-Q Abschnitt: nicht evaluierbar

## 6.2.5 Vorhofflattern

Das Vorhofflattern ist eine andere Form von supraventrikulärer Tachyarrhythmie mit regelmäßigem Vorhoffverhalten. In diesem Fall beginnt der erzeugte Impuls nicht mit dem Sinusknoten, sondern mit anderen Bereichen auf Vorhofs Niveau. Die Frequenzen sind recht hoch und liegen zwischen 240 und 300bpm. Die ECG-Kurve zeichnet sich durch das Fehlen von P-Wellen aus, die normalerweise ersetzt werden, wie das Auftreten von F-Wellen (daher der Ursprung des Namens Flattern), die auf den DII-, DIII-, aVF- und V1-Kurven gut sichtbar sind. Die F-Wellen sind ein direkter Ausdruck der Funktionen des Vorhofs und haben eine Frequenz zwischen 250 und 350bpm.

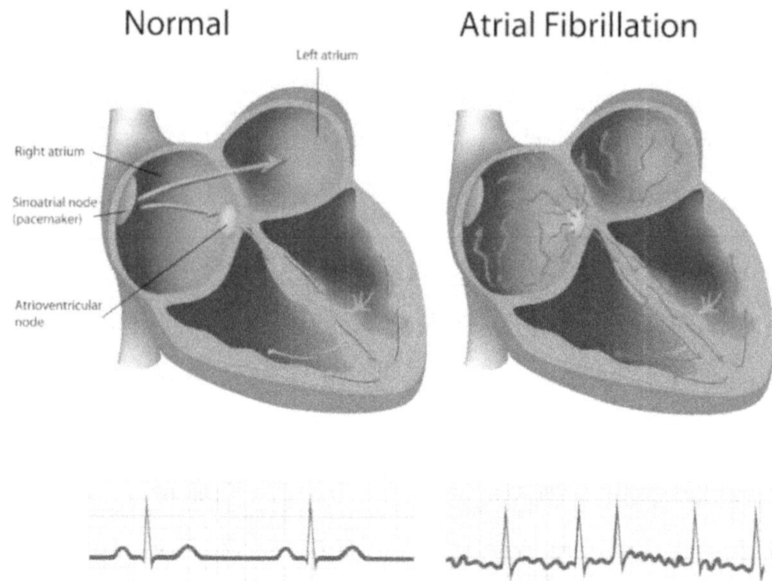



Dies kann mit Herzerkrankungen verbunden sein und tritt selten idiopathisch auf. Es lassen sich drei Haupttypen von Vorhofflattern unterscheiden:

1. Rechts istmo-abhängig Vorhofflattern. Er ist der häufigste Typ (90 %) und gekennzeichnet durch eine Rückkehr gegen den Uhrzeigersinn oder eine allgemeine Rückkehr. Auf der ECG-Strecke werden negative F-Wellen in den DII-, DIII-, aVF- und 2-Phasen mit niedriger DI- und aVL-Spannung und V1-Positiv-Werte gemessen.

2. Rechts Vorhofflattern. Diese Flatter ist weniger häufig, und mit Makro-Uhrzeigersinn Rückkehr in 10% der Fälle. Im ECG sind positive F-Wellen in DII, DIII und V1-Negative zu sehen.

3. Links Vorhofflattern. Die Inzidenz ist unbekannt und charakterisiert durch normale EKG-Strukturen mit Desynchronisation auf Vorhofflimmern. Die Art das linke Vorhofflattern ist in der Regel bei Mitralklappen Erkrankungen oder nach Ablativen Eingriffen zu beobachten. Auf der ECG-Spur haben wir F-Wellen mit niedrig Spannung in DII, DIII und positiven aVF in V1.

Elektrische Tätigkeit: vorhanden

- Frequenz: die Herzfrequenz liegt in der Regel zwischen 250 und 400 bpm, während die ventrikuläre Frequenz vom Grad der Blockade abhängt.

- Rhythmus: Es kann sowohl regelmäßig als auch unregelmäßig sein, je nachdem, welche Blockierungen aufgetreten sind

- P-Wellen: nicht vorhanden und ersetzt durch F-Wellen, die die Ableitung der Stromstärke aus dem Vorhof darstellen.

- P-R-Intervall: nicht messbar.

- QRS-Komplex: anomale Aussehen.

- QRS-Intervall: normal.

- T-Welle: vorhanden, aber von Flatterwellen verdeckt werden können

- ST-Abschnitt: nicht evaluierbar

## 6.2.6 Vorhofflimmern

Vorhofflimmern ist im Wesentlichen eine Herzrhythmusstörung, die durch eine nicht genau koordinierte Vorhofaktivierung gekennzeichnet ist. Dies führt zu einer relativen Beeinträchtigung dieser Funktion.

Die P-Wellen fehlen, wie ich bereits erwähnte, und an ihrer Stelle gibt es eine leichte Unregelmäßigkeit in Bezug auf die isoelektrische Leitung auf der Strecke. Aufgrund der Instabilität in der Leitung, die durch den Knoten entsteht, kommt es auch zu einer Änderung des Rhythmus, die zu einer Unregelmäßigkeit führt.

Die P-Wellen fehlen, wie ich bereits erwähnte, und an ihrer Stelle gibt es eine leichte Unregelmäßigkeit in Bezug auf die isoelektrische Leitung auf der Strecke. Aufgrund der Instabilität in der Leitung, die durch den Knoten entsteht, kommt es auch zu einer Änderung des Rhythmus, die zu einer Unregelmäßigkeit führt.

In der Tat erreichen die meisten Impulse den AV-Knoten, wenn sie vom vorherigen Impuls noch refraktär sind. Auf dem EKG-Strecke ist bis zu 600bpm eine chaotische Aktivierung zu sehen. Es ist keine Arrhythmie, die das unmittelbare Risiko des Todes birgt, aber eine medikamentöse oder kardiologische Behandlung ist erforderlich.

Klinische Merkmale im Zusammenhang mit Vorhofflimmern sind:

- Sehr hohe Mortalität;

- Erhöhtes Schlaganfallrisiko (ca. 25% der Schlaganfälle werden durch Vorhofflimmern verursacht);

- eine Zunahme der Krankenhausaufenthalte;

- eine erhebliche Verschlechterung der allgemeinen Lebensqualität;

- Auftreten einer linksventrikulären Dysfunktion durch Tachykardie bis hin zu einer Herzinsuffizienz.

Elektrische Tätigkeit: vorhanden

Frequenz: kann bis zu 600 bpm betragen, ist aber schwierig zu messen, da „fibrillatorische" Wellen dazu neigen, die P-Wellen zu ersetzen. Die ventrikuläre Frequenz kann von Bradykardie bis Tachykardie unregelmäßig schwanken.

Rhythmus: nicht regelmäßig

- P-Welle: ersetzt durch Fibrillen-Wellen, die als „klein f" Wellen bekannt sind.

- PR-Intervall: nicht messbar.

- QRS Komplex: normal Aussehen.

- QRS-Intervall: normal.

- T-Welle: normal

- P-Q-Abschnitt: 20 Sekunden, wenn die P-Welle vorhanden ist

## 6.2.7 Kammerflimmern

Bei Kammerflimmern liegt eine chaotische Aktivierung der Ventrikel vor. Es gibt mehr oder weniger ausgeprägte Fluktuationen der isoelektrischen Leitung, die eine Identifizierung der QRS-Komplexe nicht erlauben, sondern einfache Wellen mit unterschiedlicher Morphologie und Amplitude. Bei dieser Art von Arrhythmie kommt es zu einer allgemeinen Verwechslung der elektrischen Herzaktivität.

Klinisch ist es absolut vergleichbar mit Herzstillstand, da in beiden Situationen ein weit verbreitetes Herzversagen vorliegt. Die Wellen, die man auf der Strecke sieht, verändern schnell die Morphologie und erscheinen am Anfang groß genug, um sich dann allmählich zu verringern. Da sich die Person in einem Zustand des Herzstillstands befindet und nicht atmen kann, ist die einzige Behandlung, die möglich ist, eine Defibrillation.

Elektrische Tätigkeit: vorhanden

- Frequenz: nicht messbar, gut ausgebildete QRS-Komplexe fehlen

- Rhythmus: unorganisiert

- P Welle: nicht vorhanden

- PR-Intervall: nicht messbar

- QRS Komplex: chaotisch ohne klare Definition

- T-Welle: nicht vorhanden

- P-Q Strecke: nicht evaluierbar

## 6.3 Extrasystole

Im Allgemeinen sind Extrasystolen als relativ verfrühte Depolarisation des atrialen oder ventrikulären Teils zu betrachten. Mit anderen Worten, man bekommt einen verfrühten Impuls im Vergleich zum üblichen Rhythmus, und dann findet in einem Teil des Herzens eine Depolarisation vor der Zeit statt, was zu einer vorzeitigen

Kontraktion führt. Bei EKG-Werten können Veränderungen der P-Welle beobachtet werden, während das QRS in der Regel normal ist.

**Ventrikuläre Extrasystole**

Frühventrikulärer Herzschlag wird als verfrüht im Verhältnis zu dem Rhythmus definiert, der bei normaler Erkrankung auftreten kann. Das QRS neigt daher dazu, grösser zu sein als das normale QRS und auch seine Morphologie unterscheidet sich. Unifokale Merkmale können auftreten, wenn alle verfrühten Herzschläge aus dem gleichen Gebiet kommen und daher gleich morphologisch oder multifokal sind, wenn sie aus verschiedenen Gebieten kommen und unterschiedliche Morphologie aufweisen.

Zwischen zwei voreiligen Herzschlägen mit regelmäßiger Regelzyklen liegt in der Regel eine Pause vor, die Ausgleichspause. Der Zustand, in dem der frühe Herzschlag nach jedem regulären Herzschlag auftritt, wird als Bigeminismus bezeichnet, während ein vorzeitiger Herzschlag nach zwei regelmäßigen Herzschlägen Trigeminismus bedeutet.

Bei zwei aufeinanderfolgenden Schlägen handelt es sich um ein Paar. Die Kontraktion und somit die systolische Reichweite sind geringer als die induzierte normale

Herzfrequenz, daher sind verfrühte Herzschläge hämodynamisch unwirksam.

Aus klinischer Sicht müssen Extrasystolen durch eine 24-Stunden-Holter-Überwachung beurteilt werden, da je nach Beschaffenheit der Extrasystolen, die an der besten geeigneten Behandlung gewählt wird.

Sie können ein Frühwarnsignal für schwere ventrikuläre Arrhythmien sein, von ventrikulärer Tachykardie bis hin zu ventrikulären Fibrillen. Im letzteren Fall ist der so genannten „R auf T" besondere Aufmerksamkeit zu widmen. Es handelt sich um frühe Herzschläge, die auf den Bottom-up-Arm oder die Spitze der T-Welle des Herzschlags fallen. Auch der QRS-Komplex ist in der Regel hinsichtlich der ventrikulären Komplexe derselben Ableitung nicht konform.

Elektrische Tätigkeit: vorhanden

- Frequenz: nicht homogen

- Rhythmus: unregelmäßig

- P Welle: nicht vorhanden

- P-R-Intervall: nicht messbar

- QRS-Komplex: modifiziert, in der Regel breiter als der normale QRS-Komplex

- T-Welle: ventrikuläre Extrasystole ist in der Regel kontrastierend zum QRS

## Vorhof-oder supraventrikuläre Extrasystole

Bei dieser Art von Extrasystolen ist der frühe ventrikuläre Komplex im Vergleich zu anderen Komplexen der gleichen Ableitung ähnlich. Der verfrühte supraventrikuläre Komplex kann gelegentlich durch die P-Welle vorweggenommen werden, die jedoch eine andere Form als die Sinus hat. Wenn die Extrasystole vollständig in den Vorhängen beginnt, werden die Ventrikel durch den His-Bündel und die Links- und Rechten-Sektoren aktiviert.

Elektrische Tätigkeit: vorhanden

- Frequenz: verändert bei

- Rhythmus: unregelmäßig aufgrund vorzeitiger Kontraktion

- P-Welle: nicht vorhanden oder selten vorhanden

- PR (Intervall): kann in normaler oder kürzerer Form je nach Ursprung auftreten.

- QRS Komplex: im Standard

- T-Welle: positiv und folgt jedem QRS-Komplex

## 6.4 Diagnose und Behandlung der Arrhythmien

Für jede der oben beschriebenen Bradyarrhythmien kann nur eine EKG-Aufzeichnung mit Gewissheit und Genauigkeit diagnostiziert werden. Dabei ist jedoch zu berücksichtigen, dass das EKG von begrenzter Dauer ist und in den meisten Fällen die Arrhythmie gelegentlich oder unter anderen Bedingungen als unter Ruhezeiten auftritt.

Daher ist es in der Regel immer gut, bei Auftreten von Symptomen gründlichere Untersuchungen durchzuführen. Das ECG Holter ist ein Instrument, das von der EKG entwickelt wird, um die Zeitvorgaben zu erfüllen. Es handelt sich um ein kleines Aufzeichnungsgerät, das mit drei oder mehr Elektroden am Brustkorb verbunden ist und in dem ein EKG über einen Zeitraum von 24 Stunden kontinuierlich aufgezeichnet wird.

Neben dem Holter gibt es andere Typen von Registriergeräten, die über längere Zeiträume bis zu kleinen Geräten mit Einsatz unter der Haut fahren und das EKG bis zu 2-3 Jahre lang aufzeichnen können.

Dank der Entwicklung der medizinischen Raps-Technik stehen uns bereits Instrumente zur Verfügung, mit denen Mobiltelefone, die wir alle inzwischen haben, durch EKG-Aufnahmesysteme ergänzt werden können; mit dem großen

Vorteil, dass das EKG jederzeit aufgezeichnet und das Stück aus nächster Nähe elektronisch gesendet wird.

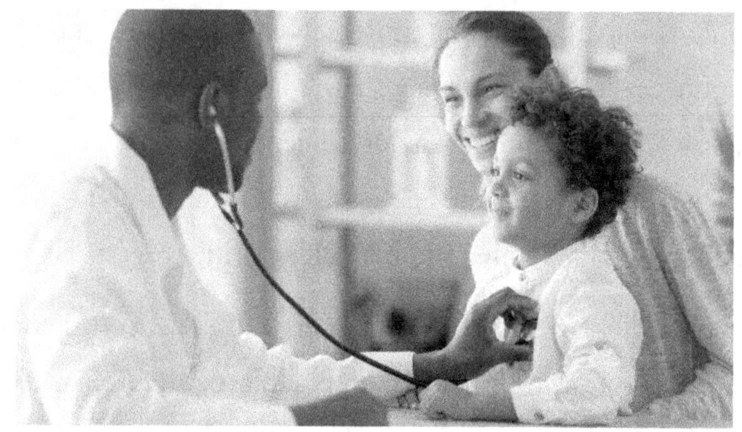

Was die Behandlung der Brachiarhythmien betrifft, so gibt es derzeit leider keine Arzneimittel zum Einnehmen oder zur Infusion. Die einzig wirksame Behandlung ist die Implantation eines Schrittmachers. Es handelt sich um ein kleines Gerät, das die Größe einer Armbanduhr nähert. Er wird leicht unter dem Schlüsselbein platziert.

Ein oder zwei Elektrokatheter sind damit verbunden, kleine elektrische Kabel, die bis zum Herzen reichen und dazu dienen, das Gerät und das Herzorgan elektrisch anzuschließen. Der Herzschrittmacher überwacht die spontane elektrische Aktivität des Herzens als Sentinel und gibt, wenn der Herzschlag unter einen bestimmten, von einem Kardiologen für Herzstimulation eingestellten Wert fällt, einen kleinen elektrischen Impuls ab, der das Herz anschwillt, Ihr Puls ist wieder normal.

Wenn es jedoch einen Tachyarrhythmus gibt, ist der erste Eingriff auf die Stabilisierung des Herzrhythmus mit Hilfe eines Defibrillators gerichtet, der durch eine hohe Belastung in der Lage ist, einen angemessenen Rhythmus wiederherzustellen. Alternativ können Arzneimittel, die in der Regel aus Amiodaron und Adenosin bestehen, auf Anraten eines Arztes weiter verabreicht werden. Das erste Arzneimittel eignet sich für die meisten Tachyarrhythmien, während Adenosin im Krankenhaus verabreicht wird.

# Kapitel 7
# EKG in pathologischem Zustand

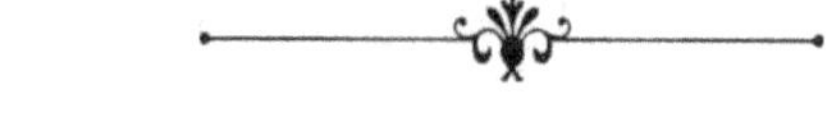

## 7.1 Morphologische Veränderungen

Nachdem die Veränderungen eines ECG-Streckenabschnitts unter den Als Arrhythmien eingestufte Kliniken betrachten wir nun die Fälle, in denen Veränderungen der Form der Wellen und Segmente zuzuschreiben sind.

Wir werden die Fälle von Ipetrophie oder Vergrößerung, Vorhofflattern oder Ventrikulären analysieren und dann zu den Krankheiten übergehen, die am häufigsten mit morphologischen Veränderungen der Bestandteile des EKG-Systems verbunden sind. Wir werden insbesondere den akuten Myokardinfarkt und die Koronarsyndromen sehen, indem wir sie in zwei große Subtypen unterteilen: die mit ST-Überlagerung, die von der Engländerin STEMI genannt werden, und die ohne Überfrachtung des ST-Abschnitts, genannt NSTEMI.

Es ist wichtig, darauf hinzuweisen, dass, wenn von morphologischen Veränderungen des EKG-Systems die Rede ist, in der Regel drei seiner wichtigsten Strukturen berücksichtigt werden: die Q-Wellen, die ST-Segmente und die T-Wellen. Aufgrund des Ortes der Veränderung wurden die Hauptcharakteristika der Krankheit, auf die sie sich beziehen, bei den resultierenden Wellen benannt.

## 7.2 Verletzung Welle

Der Begriff Wundwelle bezieht sich auf alle Fälle, in denen in der ECG-Kurve eine Überspannung des ST-Abschnitt beobachtet werden kann. Wie bereits erwähnt, wird diese Veränderung in den frühen Stadien des Herzinfarkts mit akutem Myokardinfarkt (IMA) beobachtet, bei dem ein Verschluss der Koronararterie festgestellt wird, der als STEMI klinisch bezeichnet wird.

Es ist sehr wichtig, dass man sie erkennt, gerade weil es sich um eine Veränderung handelt, die in der Anfangsphase des IMA auftritt, und weil die frühzeitige Diagnose leicht verständlich ist, kann man schnell reagieren und das okkludierte Gefäß öffnen. Um als gestört zu diagnostizieren, muss die Überspannung des ST-Abschnitts einen Millimeter groß sein und auch bei den benachbarten peripheren Ableitungen zu sehen sein.

In diesen Fällen gibt es bei den gegensätzlichen Ableitungen eine zu geringe spekulative Nivellierung. Wenn z. B. das ST-Segment in den vorderen Abzweigungen V2 und V4 und den seitlichen Abzweigungen I, aVL V5 und V6 oben ist, haben wir in den Abzweigungen III und aVF eine untere gegenseitige Glättung.

## 7.3 Nekrose Welle

Diese Wellen sind diejenigen, die die Veränderungen der Q-Wellen beeinflussen. Das nekrotische Gewebe erzeugt kein Wirkungspotenzial, und die elektrischen Kräfte, die von der Elektrode oberhalb der Bruchstelle aufgezeichnet werden, werden reduziert oder gar nicht vorhanden sein. In diesen Fällen kommt es zu einer höheren elektrischen Aktivität als normalerweise an der Wand, die sich von der Elektrode entfernt, was zur Folge hat, dass die Q-Welle, die eine größere Größe hat, mehrere negative Kräfte erzeugt.

Man kann sagen, dass die Größe der Q-Wellen in Verbindung mit einem nekrotischen Ereignis wie dem Myokardinfarkt von Person zu Person sehr unterschiedlich ist, und bis heute gibt es keine Standard-Richtlinien, die ihre Diagnose bestätigen.

Die häufigste Methode zur Beurteilung einer signifikanten Veränderung einer Q-Welle im Hinblick auf eine Funktionsstörung besteht in einem Zeitraum von vier Sekunden oder mehr, der mit einer Amplitude von 1 4 oder mehr der R-Welle in derselben Ableitung assoziiert wird.

Die derzeit verwendeten Kriterien für die Interpretation der Q-Welle stützen sich auf Untersuchungen in Amerika und lauten wie folgt:

- Q-Wellen dürfen in der aVR-Ableitung nie signifikant verändert werden;

- Q-Welle, wenn sie nur in V1 registriert sind;

- Q-Wellen in der Abzweigung III werden nicht erfasst, wenn aVF und II nicht verändert sind;

- Q-Wellen neigen dazu, eine Herzinfarktdiagnose zu erstellen, wenn sie mit Verfälschungen des ST-Segments oder der T-Welle in derselben Ableitung einhergehen wie Q-Wellen, die nicht mit Anomalien des ST-Segments in Verbindung stehen.

Ein weiteres gebräuchliches Kriterium ist „geringer Anstieg der R-Welle". In dieser Situation wird es R-

Wellen geben, die in der Regel bei V1 und V2 kleiner sind und die physiologisch die Amplitude erhöhen, wenn sie auf die linke Seite des Brustkorbes gerichtet sind. Sie bestehen in ihrer Größe weiter, ohne dass sich etwas ändert oder sogar abnimmt. Beim Myokardinfarkt können z. B. höhere R-Wellen bei V2 oder ein QS, d. h. keine R-Wellen, bei den folgenden Abzweigungen V2, V3 und V4 beobachtet werden.

## 7.4 Ischämische Welle

Im Gegensatz zu früheren Sichtwellen werden ischämische Wellen durch eine Nivellierung des ST-Abschnitts und einige Veränderungen der T-Wellen erzeugt. Veränderungen, um als signifikant eingestuft zu werden, müssen bei einer ischämischen Attacke auftreten; weil sie häufig und gerne von akuter Ischämie befreit sind und auf andere Krankheitszustände hinweisen oder eine direkte Folge der Wirkung bestimmter Arzneimittel sein können.

In diesem Fall ist das EKG als Instrument zur Konkretisierung einer Diagnose zu betrachten, ohne dabei zu vergessen, das gesamte Bild und nicht nur einen Teil zu analysieren. Die Nivellierung des ST-Abschnitts muss mindestens einen Millimeter betragen und eine Dauer von acht Sekunden oder mehr haben.

## 7.5 Atriale Hypertrophie

Atriale Hypertrophie ist eine Verdickung der Wände der Vorhänge. Im Allgemeinen wird es durch eine positive P-Welle in den Ableitungen DI, DII, aVF, V4, V5 und V6 und aVR negativ charakterisiert. Sie kann in einem Atrium (rechts oder links) auftreten oder beide betreffen. Im letzten Fall ist es richtig, von doppelter Hypertrophie zu sprechen.

### Linke Atriale Hypertrophie

Die linke Atriale Hypertrophie wird durch eine erhöhte Belastung des linken Atriums verursacht und ist häufig mit einer linksventrikulären Hypertrophie assoziiert. Beide werden in der Regel durch arterielle Hypertonie, Herzklappenerkrankungen der Aorten oder hypertrophe Kardiomyopathie bestimmt. Es kann auch durch Stenose oder Mitralinsuffizienz ausgelöst werden.

Wenn Sie eine linke Atriale-Hypertrophie haben, haben Sie eine, die als P-Mitralica bezeichnet wird. Sie ist eine bifida-Welle in M-Form mit einer Dauer von mehr als 0,12 Sek. Sie ist auch in den Ableitungen deutlich sichtbar; DII, DIII und aVF mit negativer Deflation der V1-Kurve.

## Rechte Atriale Hypertrophie

Diese Hypertrophie wird in der Regel durch einen Überdruck oder sogar ein Volumen des rechten Atriums verursacht, was auf bestimmte pathologische Zustände wie Lungenembolie, Trikuspidalklappe-Unterfunktion, zurückzuführen sein kann. Rechte Atriale Hypertrophie wird oft auch mit pulmonaler Hypertonie in Verbindung gebracht, und aus diesem Grund werden die daraus resultierenden P-Wellen auch als pulmonales P bezeichnet.

Bei rechter atrialer Hypertrophie ist die P-Welle hoch und spitz mit erhöhter Spannung und mehr als 0,3 mV in den DII-, DIII- und aVF-Ableitungen. Er ist normalerweise positiv auf V1.

## Doppelter Hypertrophie

Die Vergrößerung der beiden Tiere zeigt sich auf der Höhe der ECG-Kurve mit einer bimodalen oder biphasischen P-Welle. Die erhöhte Spannung ist eine direkte Folge der rechten Vorhofvergrößerung, während die erhöhte Dauer auf die Vergrößerung des linken Atriums zurückzuführen ist. In den Röhren I und II sehen wir ein frühes, spitzes P, typisch für die rechte Atriale oder Spalt-Hypertrophie, typischerweise für die linke Atriale Hypertrophie.

Bei der Überleitung von V1 hingegen werden wir eine biphasische P-Welle haben, die in ihrer ersten Hälfte besonders stark ausgeprägt ist, Ausdruck der rechten Atrialerhypertrophie, verbunden mit der Folge einer negativen Ausrichtung, die typisch für die linke atriale Hypertrophie ist.

## 7.6 Links ventrikuläre Hypertrophie

Bei linksventrikulärer Hypertonie zeigt sich eine Verdickung der ventrikulären Wand, so dass die linken Abzweigungen vor allem bei den Thorax-Spannungs-QRS-Komplexen auftreten können. Bei der Analyse des EKG-Musters werden zur Diagnose einer linksventrikulären Hypertrophie folgende Kriterien erfüllt:

- Periphere Erhöhung der Spannung des QRS-Komplexes mit R-Strahl I und S-Strahl III von 2,5mV oder mehr

Erhöhung der Spannung in präkordialen Ableitungen, mit S-Wellen in V1 und R-Wellen in V5 und V6 gleich oder größer als 3,5mV;

- Funktionsstörungen des ST-Abschnitts und der T-Welle: ST-Abschnitt untergeebnet und abgeflachten oder umgekehrten T-Welle in linken Rückstrahlungen;

- Unregelmäßigkeiten am linken Atrium und erste Hohlräume, die sich dehnen

- Linke Axialabweichung mit Herzachse zwischen -30 und -90.

Die linksventrikuläre Hypertrophie wird hauptsächlich durch Hypertonie, Aortenklappeninsuffizienz und Mitralinsuffizienz verursacht. Für die richtige Diagnose ist es von entscheidender Bedeutung, dass die EKG-Aufzeichnung auch durch eine echokardiographische Analyse ergänzt wird, mit der sich die Wanddicken und die entsprechenden Hohlraumdurchmesser ermitteln lassen.

## 7.7 Rechts ventrikuläre Hypertrophie

Bei der rechten ventrikulären Hypertrophie wird eine Verdickung der rechten Ventrikels Wand beobachtet. Diese morphologische Veränderung führt zu einer höheren Depolarisation, wobei die Vektoren deutlich auf die positive Elektrode anwachsen.

Die EKG-Strecke wird dann einen QRS-Komplex mit der positiveren Abteilung V1 versehen, begleitet von einer Welle R, die schrittweise verkleinert und von den Thorax Ableitungen nach rechts und links verschoben wird.

Im Einzelnen wird in den folgenden Amplituden V1, V4, V5 und V6 eine relativ hohe R-Welle beobachtet, die über die S hinausgeht. Die Hypertrophie des rechten Ventrikels wird mit Veränderungen der Lungenklappe in Verbindung gebracht, und all den Zuständen, die zu pulmonaler Hypertonie führen, wo im Allgemeinen eine hohe Druckbelastung zu verzeichnen ist.

## 7.8 Myokardinfarkt

Myokardinfarkt wird in der Regel in zwei verschiedene Subtypen eingeteilt:

- STEMI: Wenn Erhöhungen im ST-Segment auftreten.

- NSTEMI: wenn Senkungen des ST-Segments und Inversionen der T-Wellen auftreten.

Das klassische EKG-Muster bei Myokardinfarkt zeichnet sich durch eine Überspannung des ST-Abschnitts um etwa einen Millimeter über der isoelektrischen Leitung in mindestens zwei benachbarten Abteilungen aus.

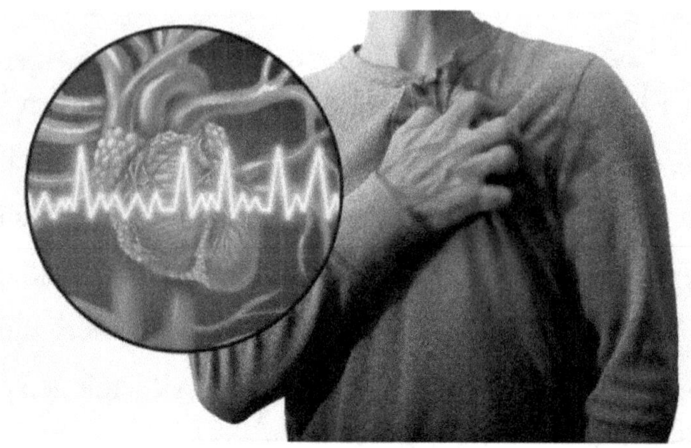

Vom klinischen Standpunkt aus können wir Herzinfarkte als den Tod eines Teils des Herzens bezeichnen, oder genauer gesagt des linken Herzens, der durch einen Sauerstoffmangel verursacht wird, der normalerweise durch eine Obstruktion eines koronaren Zweigs verursacht wird. Ein rechter Herzinfarkt, obwohl klinisch belegt, ist in Wirklichkeit viel seltener. Physiologisch gesehen, führen die nekrotischen Zellen und Gewebe keine elektrischen Impulse, und in den Abteilungen des Punkts des Infarktes beobachten wir die elektrischen Impulse, die sich von ihnen entfernen.

Daraus folgt, dass die EKG-Zeichen folgende sind:

- Negativer QRS-Komplex bei Abzweigungen nahe der Bruchstelle, mit nur einer Q-Welle oder max. einem QS-Komplex kleinere Q-Wellen oder R-Wellen vorhanden

Die Q-Welle ist ein Zeichen für stabilisierte Nekrose und tritt im Allgemeinen nach 8 oder 12 Stunden auf, kann aber in einigen Fällen auch nach oder ohne Anzeichen auftreten. Auf elektrischer Ebene bedeutet es einen „Stumme" Punkt, und die Elektrode wird nur die Aktivität der gegenüberliegenden Wand aufzeichnen. Diese Q-Welle, die als Gewebsnekrose eingestuft ist, muss negativ sein und eine Dauer von mehr als 0 ,04sec und eine Amplitude von mindestens 1/3 des gesamten QRS haben.

### 7.8.1 Lokalisierung der Myokardinfarkte

Die Lokalisierung von Myokardinfarkten wird anhand des EKG unter Berücksichtigung der relevanten Ableitungen diagnostiziert.

### Vorderinfarkt

In der Ableitung I und in den präkordialen Ableitungen wird der Vorderinfarkt, der in der Regel durch die Okklusion der vorderen Linie bestimmt wird, aufgezeichnet.

## Vorder- lateraler Infarkt

Wenn der nekrotische Punkt in den Ableitungen I, aVL und manchmal V5 und V6 registriert wird, dann ist das ein Vorder-lateraler Infarkt. Diese Erkrankung kann entweder durch Verschluss der Koronararterie oder des marginalen Zweigs oder durch einen Zweig der vorderen Nachkommenschaft verursacht werden.

## Unterinfarkt

Die ECG-Veränderungen der Ableitungen II, III und aVF, d. h. der Ableitungen, die die elektrische Leitung der unteren Wand ausmachen, bezeichnen einen Unterinfarkt. Da der Großteil der Herzoberfläche in diesem Bereich auf das Zwerchfell fällt, wird der untere Herzinfarkt auch als „Zwerchfell" bezeichnet. In einigen Fällen breitet sich die Nekrotik auch in die Seitenwand des Herzens aus, und in diesem Fall werden die Veränderungen des EKG-Profils auch bei den V5- und V6-Zuleitungen beobachtet.

## Hintern Infarkt

Die Diagnose eines Hintern Infarktes ist besonders schwierig, da die Herzwand extrem klein ist. Da keine EKG-Standardableitungen in diese Wand gelangen, müssen die

Veränderungen in jedem Fall indirekt erfasst werden, ausgehend von den spekulativen Veränderungen an der gegenüberliegenden Wand. Diese werden in der V1-Ableitung erfasst und zeichnen sich durch erhöhte R-Wellen aus.

## 7.9 Myokardische Ischämie

Eine Myokardische Ischämie tritt auf, wenn die koronare Durchblutung nicht mehr den myokardialen Bedürfnissen der metabolischen Substrate entspricht, um eine adäquate kardiale Funktion zu erhalten. Die Ursache liegt letztlich in einem erhöhten Sauerstoffbedarf, der durch einen Myokardinfarkt infolge einer Koronarstenose oder einer akuten Thrombose verursacht werden kann. In beiden Fällen wird der Blutfluss reduziert und der Sauerstoff reduziert.

Der Verlauf der Myokardische Ischämie beginnt mit einem myokardialen Effizienzverlust durch Beeinträchtigung der Ionenpumpen, was zu einem Überschuss an Kaliumionen außerhalb der Zelle und zu einer Natrium- und Kalziumakkumulation führt. In diesem Fall wird das Membranpotenzial signifikant reduziert. Dies führt zu einer Reduktion von Phase 0 mit vorzeitiger Repolarisation.

## Ischemic Heart Disease

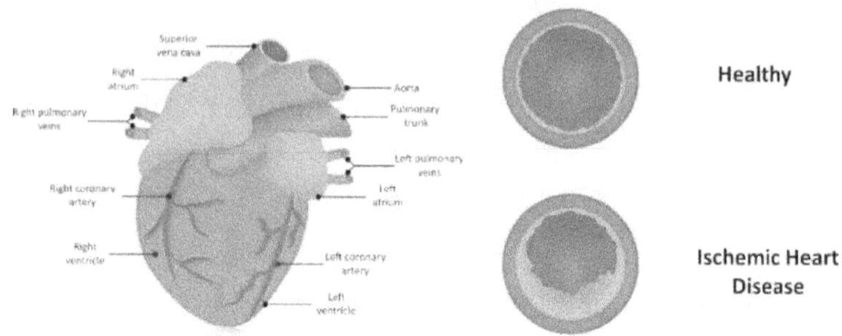



Das EKG wird durch die Bewegung der elektrischen Ladungen zwischen normalen und ischämischen Zonen stark beeinflusst. Aufgrund der reduzierten Depolarisation ist der Abschnitt ST einem Repolarisation Stroms ausgesetzt, der auf der ECG-Strecke die folgenden Eigenschaften erzeugt:

- unter Nivellieren des ST-Abschnitts von mindestens 0,1mV;

- Umkehrung der Spannungswelle T um mehr als 0,2 mV und symmetrisch in mindestens zwei benachbarten Kurven.

### 7.10 Brugada-Syndrom

Dieses Syndrom ist gekennzeichnet durch eine Störung der elektrischen Herzaktivität, ohne dass es offensichtliche myokardiale Probleme gibt. Diese Störungen gehen auf eine natriumspezifische Veränderung der Ionenkanäle zurück. Aus ECG-Sicht ist eine Abschottung der rechten Flanke und eine Überspannung der ST-Abschnitt in den präkordialen Ableitungen der rechten Wand zu beobachten. Es ist meistens eine familiäre Erkrankung, die in Verbindung mit ventrikulären Fibrillen und plötzlichem Herzinfarkt auftreten kann.

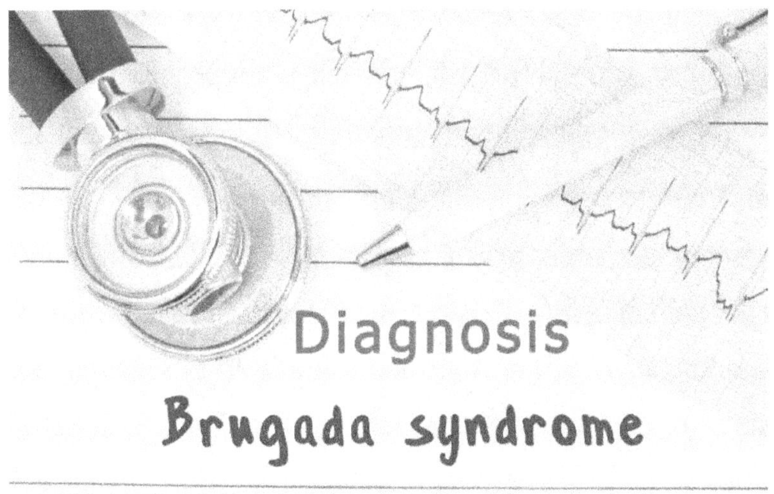


Entsprechend den EKG-Merkmalen werden drei Arten des Brugada-Syndroms identifiziert.

**Typ 1** zeichnet sich durch eine Überspannung des ST-Abschnitts „coved type" aus, bei der der Punkt J um etwa

2mm verlängert wird, der ST-Abschnitt progressiv sinkt und die T-Kurve in den Ableitungen V1 und V2 negativ ist. Auf der linken Seite der vorderen Ableitungen fehlt die S-Welle oder sie hat eine wesentlich geringere Amplitude im Vergleich zur Welle J der präkordialen rechten Ableitungen.

**Typ 2** zeigt eine Dehnung des Punktes J von mindestens 2 mm und eine Überspannung des ST-Abschnitts von etwa 1 mm in Verbindung mit einer positiven T-Welle. Der für Typ 2 typische Verlauf dieses Syndroms kann gelegentlich auch bei Personen untersucht werden, die keine Probleme oder Symptome aufweisen; daher wird empfohlen, andere Diagnosemethoden zu verwenden.

**Typ 3** zeigt eine Spur, die sich mit der des Typs 2 völlig überschneidet, mit Ausnahme der T-Welle, die immer positiv sein muss. Auch diese Art von Erkrankung tritt in der gesunden Bevölkerung sehr häufig auf und gilt als gänzlich unspezifisch, wenn sie sich nicht zu dem Typ 1 entwickelt, der das Brugada-Syndrom darstellt.

### 7.11 Der Herzschrittmacher

Bei vielen der oben genannten Erkrankungen muss die normale kardiale elektrische Aktivität durch einen chirurgischen Eingriff wiederhergestellt werden, der eine Korrektur des morphologischen Defekts durch die

Implantation eines Schrittmachers ermöglicht. Wortwörtlich bedeutet der Begriff „Rhythmus-Vermittler" und ist ein künstliches Instrument, das elektrische Stimulation liefert und dann den Depolarisierungsprozess einleitet, der den Herzzyklus auslöst.

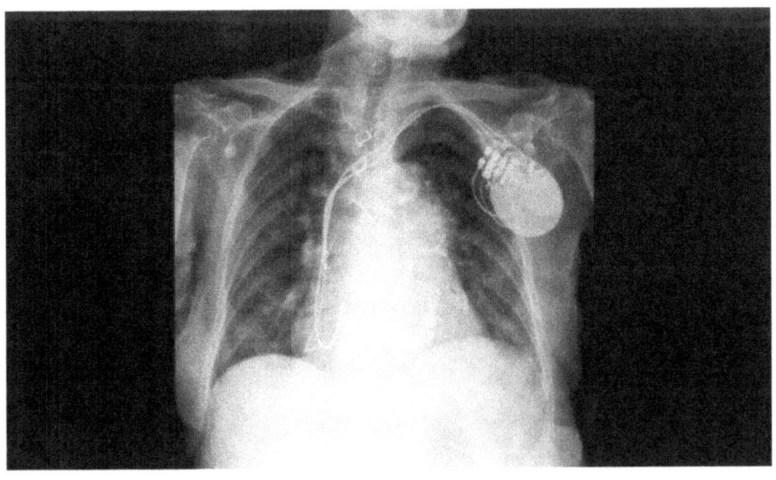

Der Herzschrittmacher besteht aus einem elektronischen Apparat und einem stimulierenden Katheter, der in den rechten Vorhof, den Ventrikel oder in beide Richtungen eingeführt wird und einen elektrischen Impuls abgeben kann, der sich über alternative kardiale Übertragungswege ausbreitet. Das erklärt, warum wir auf einer EKG-Spur mit Schrittmacher-Rhythmus keine klassischen Wellen finden oder sie in unterschiedlicher Form und Größe finden.

Eine EKG-Spur mit Schrittmachertempo erkennt man daran, dass sie eine oder mehrere Wellen mit dem Namen „SPIKE

„aufweist, die in der Regel die Form einer Zeile haben und im Allgemeinen am besten mit anderen Aufzeichnungstechniken zu analysieren sind. Das SPIKE ist eine sehr kurze und breit gestreute Wellenlänge. Die P- oder QRS-Wellen bzw. -komplexe werden aufgrund des unterschiedlichen Ursprungs der Stimulation und der unterschiedlichen Wege, die bei der Stimulierung verfolgt werden, in Form und Dauer verändert.

# Kapitel 8
# Elektrolytische Veränderungen

Elektrolyte sind im Körper enthaltene Mineralien, die mit einer elektrischen Ladung ausgestattet sind und somit elektrische Leitmechanismen erzeugen können. Wie wir gesehen haben, sind sie entscheidend für die Depolarisierungsprozesse der Membran der Herzzellen und für das richtige Gleichgewicht des Membranpotenzials. Da es sich um elektrische Elemente handelt, lässt sich ihre Aktivität auf der EKG-Strecke anhand der oben beschriebenen Wellenanalyse und Strukturanalyse sowie durch Funktionsstörungen, die mit pathologischen Zuständen in Verbindung gebracht werden können, leicht feststellen.

Diese Veränderungen in den Plasmaelektrolytkonzentrationen können zu Defiziten im Repolarisationsprozess führen, was zu einer Veränderung des ST-Bereichs, der T-Welle und des QT-Intervalls führen kann. Elektrolytstörungen treten häufig bei Patienten mit

Herzerkrankungen auf und können die Prognose verschlechtern.

Anomalien können auch mit der Behandlung und Behandlung dieser Patienten zusammenhängen. Früherkennung und rechtzeitige Behandlung zur Behebung dieser Erkrankungen sind von entscheidender Bedeutung für die Verbesserung der Behandlung und Diagnose bei Patienten mit Herzerkrankungen. Die wichtigsten Elektrolytsysteme in Verbindung mit der Herzfunktion sind Kalium, Kalzium, Magnesium und Natrium.

## 8.1 Kalium Veränderungen: Hyperkaliämie und Hypokaliämie

Sie beziehen sich auf Hyperkaliämie (oder Kaliumüberschuss), wenn der Kalium-Plasmawert über 5,5mmol/l liegt und als schwerwiegend über 6,6mmol/l gilt. Die häufigsten Ursachen für eine Hyperkaliämie sind die unterschiedlichsten und reichen von Nierenversagen über Gewebenekrose bis hin zur Anwendung bestimmter Arzneimittel wie ACE-Hemmer, Spartaner oder Entzündungshemmer.

Bei Patienten mit Hyperkaliämie können Veränderungen des EKG beobachtet werden, die eine Diagnose zusammen mit der Kalium-Dosis ermöglichen. Bei bekannter Diagnose ist es wichtig, das Herz durch Anwendung einer Therapie zu schützen, die das Kalium in die Herzzellen transportiert.

Auf der EKG-Kurve können Sie eine Platte der P-Wellen, der hohen T-Wellen und einen leichten Peak, einen breiteren QRS-Komplex und eine Nivellierung des ST-Abschnitts sehen. Hyperkaliämie wird häufig mit Bradyarrhythmie, ventrikulärer Tachyarrhythmie und Asystolie in Verbindung gebracht.

Bei einem Anstieg des Kaliumspiegels im Blut verlängert sich das PR-Intervall auch die Dauer des QRS und kann bis zu diesem Zeitpunkt zu Kammerflimmern führen.

Sie beziehen sich auf Hypokaliämie (oder Kaliummangel), wenn die Kaliummenge im Blut weniger als 3,5 mmol/l beträgt, und es ist bedenklich, wenn sie weniger als 2,5 mmol/l beträgt. Bei Patienten mit Hypokaliämie können Müdigkeit, schwere Krämpfe und Schwierigkeiten beim Atmen auftreten. Häufige Veränderungen des Verlaufs wie z. B. das Auftreten einer U-Welle, Veränderungen der ST-Strecke oder ventrikuläre Arrhythmien können beobachtet werden.

Hypokaliämie kann deutliche Veränderungen des EKG-Musters hervorrufen. Die häufigsten dokumentierten Beispiele hierfür sind: unter Nivellierung des ST-Abschnitts, Abflachen der T-Welle, Auftreten oder Betonung der U-Welle, die als Ablenkung nach der T-Welle erscheint. Nach der Behandlung neigen U-Wellen dazu, zu verschwinden, wobei die T-Wellen das richtige Verhältnis aufweisen.

## 8.2 Kalzium Veränderungen: Hyperkalzämie und Hypokalzämie

Hyperkalzämie ist bei Patienten mit Herzerkrankungen, Tumoren und Hyperthyreose sehr häufig. Die Symptome reichen von Verwirrtheit, Asthenie bis zu längerer Hypotonie. Das EKG von Patienten mit Hyperkalzämie zeigt eine Verkürzung des QT-Intervalls und eine Erweiterung des QRS-Komplexes in Verbindung mit einer Plattierung der T-Wellen.

Niedrige Serumcalciumspiegel (Hyperkalzämie) werden im Allgemeinen mit einer Niereninsuffizienz, einer Kalziumkanalblocker-Vergiftung, in Verbindung gebracht. Die ECG-Strecke weist eine Verlängerung des QT-Intervalls und eine Negativierung der T-Wellen auf.

## 8.3 Magnesium Veränderungen: Magnesiummangel

Eine Magnesiummangel wird definiert als ein Zustand, bei dem die Magnesiumkonzentration im Plasma unter 1,5 mg/dl liegt, wenn die Serumspiegel dieses Ions unter 1 mg/dl liegen. Es tritt gewöhnlich zusammen mit anderen Elektrolyten wie Hypokalzämie und Hyperkalzämie auf, die häufig nicht auf andere Behandlungen ansprechen. Insbesondere eine mit Hypokaliämie verbundene Hypomagnesiämie ist ein wichtiges Risiko für das Wachstum schwerer Arrhythmien.

Klinische Manifestationen sind typischerweise neuromuskuläre und neuropsychiatrische Erkrankungen. Veränderungen der ECG-Kurve sind die Verlängerung der Intervalle PR und QT, die Justierung oder Inversion der T-Welle und der Verlust der Konkavität nach oben im ST-Segment.

## 8.4 Natrium Veränderungen: Hypernatriämie und Hyponatriämie

Bei Natriumabnormalitäten sagen wir nur, dass erhebliche, vor allem im Rückgang befindliche Veränderungen dieses Elektrolyts mit schwerwiegenden neurologischen Problemen oder Krankheiten in Verbindung stehen. Der daraus resultierende Wassermangel oder eine erhebliche Wasserzunahme tritt in erster Linie in der zerebrospinalen Flüssigkeit.

Da dieser Zustand keine signifikanten EKG-Veränderungen im Frühstadium zeigt, aber mit anderen Elektrolyten in Verbindung gebracht wird, wird bei anderen Elektrolytstörungen eine Natriumdosis empfohlen, um das Auftreten schwerer neurologischer Symptome, die auch zum plötzlichen Tod führen können, zu vermeiden.

# Kapitel 9
# EKG in dem hypertensiver Patient

Hypertonie ist ein klinischer Zustand, bei dem der Ruheblutdruck im Vergleich zu den als normal eingestuften Werten hoch ist. Physiologisch ist der Hypertonie oder der Bluthochdruck, als die Kraft, die das Blut aufgrund der Pumpenwirkung des Herzens gegen die Wände der Blutgefäße ausübt, definiert.

Sie wird in mm Quecksilber (mmHg) gemessen, wobei die Person in völligem Ruhezustand gehalten wird. In der Regel werden zwei Schwellenwerte ermittelt, die systolische und diastolische Blutdruckwerte sind, die als Höchst- und Mindestdruck bekannt sind.

Der systolische Blutdruck deutet auf Druck des Herzens in der Kontraktionsphase hin, während der diastolische Blutdruck den Bluthochdruck anzeigt, wenn sich das Herz entspannt. Der physiologische Blutdruck einer gesunden Person liegt zwischen 90 und 129 mmHg für den systolischen Blutdruck und zwischen 60 und 84 mmHg für den diastolischen Blutdruck. Aufgrund unterschiedlicher kardiovaskulärer und kardiovaskulärer Merkmale wie zum Beispiel:

- die Kraft der Herzkontraktion;

- die systolische Reichweite, d. h. das Blut, das bei jeder Kontraktion aus dem Herz austritt;

- die Herzfrequenz, d. h. der Herzschlag pro Minute;

- peripherer Widerstand, d. h. Widerstand gegen Blutzirkulation durch Konstanz der kleinen arteriellen Blutgefäße;

- die Elastizität der Aorta und der großen Arterien;

- die Volämie, d. h. das Gesamtvolumen an zirkulierendem Blut im Körper.

Bluthochdruck ist nach OMS die am meisten vermeidbare Todesursache. Chronische Hypertonie führt zu einer Steifigkeit der Arterien, die zu einer Reflexion der frühen Wellen führt, was den Spitzenwert des systolischen Drucks und den Bedarf an myokardialem Sauerstoff erhöht, während die Blutversorgung im Herzmuskel abnimmt. Das EKG ist ein Werkzeug, um diese Veränderungen zu erkennen und zu diagnostizieren. Verschiedene EKG-Veränderungen wie die linksventrikuläre Hypertrophie, die Depression des ST-

Segments, anormale T-Wellen, pathologische Q-Wellen, der verlängerte QRS wurden bei Patienten mit chronischer Hypertonie häufig beobachtet.

Hypertonie ist auch der Hauptrisikofaktor für kardiovaskuläre Ereignisse. Zahlreiche wissenschaftliche Studien deuten darauf hin, dass die linke diastolische ventrikuläre Dysfunktion die erste nachweisbare Sequenz eines 12-Ableitungen-EKG sein kann und vor dem Auftreten einer linksventrikulären Hypertrophie auftreten kann. Bei beiden handelt es sich um klinische Anzeichen von Bluthochdruck, und durch ihre kontinuierliche Überwachung kann die Störung insgesamt unter Kontrolle gehalten werden. Die ventrikuläre Aktivierungszeit in Millisekunden auf der ECG-Strecke vom Beginn des QRS bis zum beobachtbaren Peak der Welle R (die den QR-Bereich repräsentiert) sowie die Besonderheiten der P-Welle; Diastolische Dysfunktion und linksventrikuläre Steifigkeit werden vorhergesagt. Die ventrikuläre Aktivierungszeit in Millisekunden für neue EKG-Marker wäre zusätzlich ein Instrument für die frühzeitige Erkennung von Krankheiten. Bis heute ist EKG der Meilenstein bei der Diagnose der linksventrikulären Hypertrophie in der klinischen Praxis, da es allgemein verfügbar, technisch einfach und sehr spezifisch ist. In den jüngsten

Empfehlungen zur Behandlung von Bluthochdruck wurde das Sokolow-Lyon-Spannungs-Kriterium als Teil jeder Prüfung der Bluthochdruck-Praxis empfohlen.

In der asymptomatischen Hypertonie-Population korrelierten die EKG-Parameter der diastolischen Dysfunktion signifikant mit dem erhöhten Blutdruck sowohl systolisch als auch diastolisch. Das Fortschreiten des Schweregrads diastolischer Dysfunktion ist ebenfalls mit einem Anstieg des Blutdrucks assoziiert. Der myokardiale Neubildungsprozess beginnt vor dem Auftreten der Symptome, daher reagieren die Ultraschallparameter der diastolischen Dysfunktion empfindlich auf die ersten physiologischen myokardiologischen Veränderungen.

Eine diastolische Herzinsuffizienz kann klinische Manifestationen und Einschränkungen im täglichen Leben hervorrufen. Schätzungsweise 20 Millionen Patienten in 51 europäischen Ländern haben diastolische Funktionsstörungen. 50% der Patienten mit dekompensierter Herzinsuffizienz zeigen diastolische Funktionsstörungen ohne Verminderung der Auswurffraktion. Die Sterblichkeitsrate bei leichter diastolischer Dysfunktion beträgt etwa 10% über einen Zeitraum von fünf Jahren und steigt auf 25% bei mittelschwerer bis schwere diastolische Dysfunktion an.

## 9.1 Links ventrikuläre Bluthochdruck und Hypertrophie: EKG Kriterien

Eine italienische Studie hat gezeigt, dass 15% der Patienten mit leichter bis mäßige Hypertonie während der Holter-Überwachung Episoden einer ST-Segmentdepression aufweisen. Aber nicht nur das. Chronische Hypertonie wird mit einer QT-Verlängerung im EKG-Muster in Verbindung gebracht, häufigere Anomalien treten bei chronischen Hypertonien mit linksventrikulärer Hypertonie und Umkehr der T-Welle auf.

Langzeit-Hypertonie verursacht eine Hypertrophie des Herzens, insbesondere die Erweiterung des linken Ventrikels, was zu vielen negativen Ergebnissen bis hin zu einer offensichtlichen Herzinsuffizienz führt. Daher ist höchste Vorsicht geboten, und die Menschen müssen sich bewusst sein, um den optimalen Blutdruck ab dem Zeitpunkt der Diagnose aufrecht zu erhalten. Außerdem sind regelmäßige Nachbeobachtungen und Arzneimittel für die Langlebigkeit und das körperliche Wohlbefinden erforderlich.

Tatsächlich ist die Zunahme der linksventrikulären Masse nicht die einzige Ursache für Veränderungen am QRS-Komplex, Vielmehr ist es eine Kombination aus anatomischer und elektrischer Umformung, die das gesamte Spektrum der QRS-Verlängerung bei Patienten mit linksventrikulärer Hypertrophie erzeugt. Darüber hinaus zeigte die Beziehung zwischen der Amplitude des QRS-Komplexes und der linksventrikulären Masse zu Beginn der Erkrankung eine niedrigere QRS-Spannung als normal. Dies wird auf Veränderungen der elektrogenetischen Eigenschaften des Myokards in der frühen Phase der linksventrikulären Hypertrophie zurückgeführt, wodurch die Theorie gestärkt wird, dass die elektrische Remodellierung eine Schlüsselrolle spielt und der erkennbare anatomische Rückbau vorausgehen kann.

## 9.2 Ventrikuläre Aktivierungszeit und hypertensive Dysfunktion

Die Aktivierung beginnt links etwa 0,015 Sekunden vor der rechten Seite. Da jedoch der linke seitliche Zweig des His-Strahls in den obersten Septum des rechten Seitenzweigs eindringt, liegen die größere myokardische Dicke der linken Seite und der erste Ausgang auf der rechten Seite in der mittleren Kammer des rechten Ventrikels; Dies erleichtert die schnellste Aktivierung des rechten Septums, und die erste Vektorrichtung ist im Wesentlichen in Richtung der rechten mittleren Körperhöhle.

Diese erste Welle der elektrischen Bewegung ist ziemlich wichtig, da sie die normale 70-Q-Welle in den Verbindungsleitungen I, aVL, V5 und V6 ist. Die Herzspitze depolarisiert sich unmittelbar nach dem Septum des rechten Ventrikels, dass die R-Welle auf der ECG-Kurve in den Ableitungen I, II und III reflektiert. Die Depolarisation des rechten Ventrikels erfolgt rasch und wird vor dem Linken abgeschlossen, was auf die dünnere Muskelstruktur der rechten Herzkammer im Verhältnis zur Linken zurückzuführen ist. Die dritte Welle ist die Ausbreitung der Depolarisation zur Wand des linken Ventrikels und fällt mit der Amplitude der Welle R in II und I und einer S-Welle in III zusammen.

Die ventrikuläre oder intrinsische Aktivierungszeit wird in Millisekunden über das EKG vom Beginn des QRS-Komplexes bis zum Peak der R-Welle (QR-Intervall) gemessen. In einer prospektiven Studie mit Patienten mit neuer Diagnose und unbehandeltem Bluthochdruck wurde die Rolle der ventrikulären Aktivierungszeit und Morphologie/Dauer der P-Wellen für den Nachweis einer diastolischen Dysfunktion aufgezeigt.

In dieser Studie wurde die scheinbar strukturell normale verzögerte ventrikuläre Aktivierung im Myokard als einziger EKG-Marker zur Bestimmung der linksventrikulären Steifigkeit bei diastolischer Dysfunktion validiert.

## 9.3 P Welle in der hypertensive Dysfunktion

Die in der V1-Kurve aufgezeichnete terminale Kraft der P-Welle gilt als ECG-Marker der neuen Generation mit hohem prognostischem Wert für kardiovaskuläre Ereignisse, die mit Hypertonie assoziiert sind. Diese Kraft wird definiert als das Ergebnis der Amplitude der Welle P in V1 (d. h. jedes kleine, ebenfalls in mm gemessene Quadrat) und der Dauer (ms).

Ein negativer Bezugswert für die Endkräfte der Welle P höher und/oder 40mm/ms gilt als Prädiktor für den Herzstillstand; Es ist mit einem erhöhten Risiko für Vorhofflimmern und ischämischer Herzerkrankung verbunden. Außerdem wird dieser wichtige EKG-Markierungszeichen-Marker mit zerebrovaskulären ischämischen und nichtischämischen Ereignissen in Verbindung gebracht.

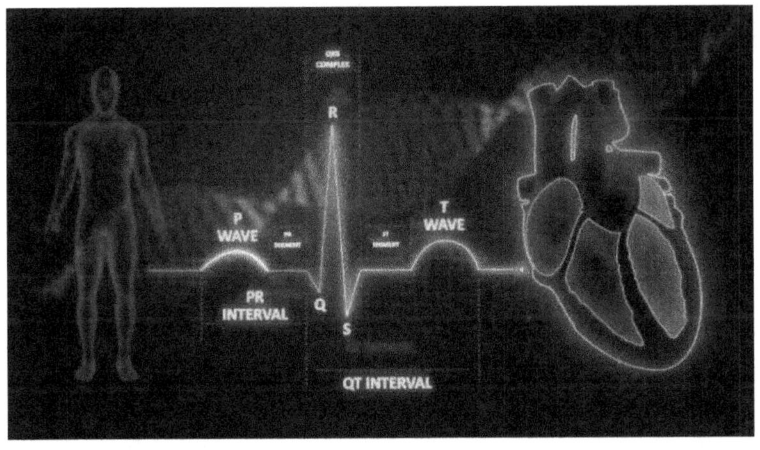


Die physiologische Erklärung der Wirkung ist, dass die Hypertonie mit dem Auftreten einer diastolischen Dysfunktion aufgrund von Veränderungen des linken Vorhofdrucks aufgrund hoher diastolischer Belastungen der linken Ventrikel zusammenhängt. Diese Veränderungen werden wiederum in die linke Lobby weitergeleitet, was zu einer ständigen Streckung und Narbenbildung an der Herzwand führt. Hinzu kommt, dass atriale Veränderungen in erster Linie sekundär zur Spannung des Drucks erfolgen, der an die Vorhofwände übertragen wird, da die diastolische Befüllung zu Beginn eine erhöhte Widerstandsfähigkeit aufweist.

Anschließend kann die umgebaute und geometrisch veränderte Atriaumrandung die Ausbreitung des elektrischen Impulses behindern, was zu einer Erhöhung der

Spannung und der Leitungszeit sowie zu den im ECG-Diagramm beschriebenen Veränderungen führen kann.

Eine veränderte P-Wellen-Ends Kraft reflektiert diese geometrischen Veränderungen der Atrialer Wand bei diastolischer Dysfunktion aufgrund der verzögerten elektrischen Ausbreitung im Vorhofgewebe. Amplitude und Dauer der P-Welle zusammen haben einen höheren diagnostischen Wert bei der Bewertung des diastolischen Drucks und einer möglichen Fehlfunktion verglichen mit der alleinigen Dauer der P-Welle.

> Die Endkraft der P-Welle, die als Verhältnis zwischen ihrer Amplitude und ihrer Dauer verstanden wird, ist als ECG-Marker zu betrachten, und zwar aufgrund einer Reihe von Studien, in denen die Werte dieses Indexes verglichen wurden; mit traditionellen diastolischen Parametern, die durch Echokardiographie bewertet wurden.

## 9.4 Dispersion von P Welle in der hypertensive Dysfunktion

Die Streuung der P-Wellen ist definiert als die Differenz in Millisekunden zwischen der längsten und der kürzesten Wellendauer auf einer 12-Ableitungen-Standard-ECG-

Kurve. Die Dispersion der P-Wellen wurde bei verschiedenen kardiovaskulären und nicht nur kardialen Erkrankungen umfassend untersucht. Derzeit wird diese Maßnahme als nicht invasiver Indikator für die Beurteilung des Risikos der Entwicklung von Vorhofflimmern betrachtet.

Bei hypertensiver Dysfunktion ist die Ausbreitung der elektrischen Aktivität durch Vorkammern bei hypertensiven Patienten eine Kumulation von Narbengewebe in Verbindung mit einer längeren Ausbreitung der P-Wellen aufgrund der Parameter der beeinträchtigten diastolischen Funktion. Auch bei Patienten mit Hypertone im Frühstadium ist eine Veränderung der P-Wellendispersion berichtet worden.


## 9.5 Elektrische Umformulierung in der hypertensive Dysfunktion

Bei der ventrikulären diastolischen Dysfunktion handelt es sich um eine frühe kardiale Manifestation der Hypertonie, die dem Nachweis einer linksventrikulären Hypertrophie auf dem EKG vorausgeht. Die elektrische Umformung infolge dieser Funktionsstörungen hat Auswirkungen auf die Leitgeschwindigkeit und die Impulsübertragung, wodurch QRS-Komplexe mit veränderter Lebensdauer entstehen.

Es ist wichtig, darauf hinzuweisen, dass die wohlbekannten EKG-Spannungskriterien bei linksventrikulärer Hypertrophie, die durch langfristigen hohen Blutdruck induziert werden, diastolischen Anomalien nicht unabhängig zugeordnet werden können. Die elektrische Neubildung von Herz kann daher mit einer vorzeitigen diastolischen Herzfunktion (z. B. Geschwindigkeitsverzögerungen) in Verbindung gebracht werden und kann jeder Zunahme der linksventrikulären Masse und der Entwicklung einer linksventrikulären Hypertrophie bei nicht diagnostizierter Hypertonie vorausgehen.

Verschiedene wissenschaftliche Studien bei Patienten mit Hypertonie stützen die Tatsache, dass diastolische Dysfunktion in einem frühen Stadium der Hypertonie auftritt und einer messbaren linksventrikulären Hypertrophie vorausgeht.

Die Bedeutung der Diagnose einer diastolischen Herzinsuffizienz steht daher im Zusammenhang mit der massiven und breiten Prävalenz der Hypertonie. Da es sich bei Hypertonie um eine asymptomatische und heimische Krankheit handelt, liefern die frühen EKG-Zeichen für die elektrische Neubildung des Herzens eine Fülle von Informationen für die Diagnose der Krankheit und alle damit zusammenhängenden Herzerkrankungen in den verschiedenen Entwicklungsstadien.

# Kapitel 10
# EKG Veränderungen in Verbindung mit Medikamenten und Toxinen

Es gibt zahlreiche Toxine und Arzneimittel, die bei Überdosierung Veränderungen des EKG-Strecke verursachen können, auch bei Patienten ohne Herzkrankheit in der Anamnese. Die Diagnose und Behandlung von Patienten mit einem durch eine spezifische Toxizität bedingten anormalen EKG kann auch erfahrene Ärzte in Schwierigkeiten bringen. Ernsthafte Kenntnisse der grundlegenden Herzphysiologie sind erforderlich, um die mit verschiedenen Arzneimitteln und Toxinen verbundenen EKG-Veränderungen zu verstehen.

Zu den wichtigsten relevanten Mechanismen gehören die membrandämpfende Wirkung und die Wirkung auf das Nervensystem und seine kardiovaskulären Wirkstellen (Beta adrenerge und andere sympathische Inhibitoren, Sympathomimetikum, Anticholinergen und

Cholinolmimetik Substanzen). Viele Toxine und Arzneimittel haben mehr als einen dieser Mechanismen, einschließlich Hypoxie, elektrolytische Ungleichgewichte und Stoffwechsel, und können daher eine Kombination von elektrokardiologischen Veränderungen auslösen.

Im Ruhezustand ist die myokardiale Zellmembran gegen positiv aufgeladene Natriumionen (Na+) wasserdicht. Die Membran hält ein negatives elektrisches Potenzial von etwa 90 mV in der Myozyt.

Die schnelle Mündung der Na+-Kanäle und der massive Zulauf von Na+ (Schritt 0 des Aktionspotentials, auf das wir im Text gestoßen sind) erklären die Depolarisation auf der Herzzellmembran, was zu einem raschen Anstieg des kardialen Aktionspotenzials führt. Es wird durch die Ventrikel geleitet und als QRS-Komplex auf der ECG-Strecke ausgedrückt.

Die Unterbrechung der Na+-Kanäle und die vorübergehende Öffnung der Kalium-Ablaufkanäle (K+) markieren den höchsten Peak des Aktionspotenzials.

In der nächsten Phase des Wirkungspotentials kommt es zur Öffnung der langsamen Kalziumkanäle (Ca2+), die zu einem positiven Ionenausstrom führt, bei dem das Membranpotenzial konstant erhalten bleibt und das Herz zurückgeht.

Das Ende des Herz-Kreislauf-Prozesses ist gekennzeichnet durch die Schließung der Ca2+-Kanäle und den Start der K+-Ablaufkanäle, die es ermöglichen, dass das Aktionspotenzial wieder auf -90 mV zurückgeht. Dieses K+-Efflussum aus der Myokard-Zelle ist direkt verantwortlich für das QT-Intervall auf der ECG-Strecke.

In der letzten Phase des Wirkungspotenzials der Herzzelle ermöglichen einige Herzzellfasern das Eindringen von Natriumionen in die Zelle und erhöhen so das Membranpotenzial im Ruhezustand, auch bekannt als: spontane diastolische Depolarisation. Wenn die Na+ Kanäle das Membranpotenzial erreichen, wird ein neues Potenzial erzeugt.

Die Kontraktion des atrialen und ventrikulären Myokards und die Leitfähigkeit im His-Purkinje-System hängen vom Natriumeintritt durch schnelle Natriumkanäle in Phase 0 des Aktionspotenzials ab; Ansonsten hängt die Leitung im Sinoatrial-Knoten und AV-Knoten vom Eintritt des Ca2+ in Phase 0 durch die Linsenkanäle des Ca2+ ab.

Die Herztätigkeit wird unter anderem durch das autonome Nervensystem gesteuert. Sympathische Fasern erhöhen die Herzfrequenz, die Leitrate des atrioventrikulären Knotens und die Kontraktilität des Myokards. Norepinephrin, das aus postganglionären Fasern freigesetzt wird, führt zu einer

Interaktion mit den beta-1-Adrenergen-Rezeptoren des Herzens und erhöht die Permeabilität der Zellen mit Na+ und Ca2+, mit erhöhter Kontraktilität, Erregbarkeit und Leitfähigkeit. Die parasitären postganglionären Fasern haben den Sinusknoten und den atrioventrikulären Knoten verwirrt. Die Stimulation der muskarinischen Rezeptoren durch die Freisetzung von Acetylcholin verringert die atriale Erregbarkeit und verlangsamt die Weiterleitung der Ventrikel-Impulse.

Im Falle einer Überdosierung oder einer toxischen Exposition werden EKG-Anomalien, insbesondere Arrhythmien, durch direkte oder indirekte sympathomimetische Effekte, anticholinerge Wirkungen verursacht; Auswirkungen der Störung der Regulierung des zentralen Nervensystems auf das autonome Nervensystem und der Myokarddepression. Die Entstehung von Arrhythmien bei Patienten, die einer pharmakologischen Überdosis ausgesetzt sind, basiert auf denselben drei Mechanismen wie der ischämische Patient: abnormale Impulsbildung, abnormale Impulsübertragung und initiierte Aktivität. Die Faktoren, die zur Veränderung des EKG beitragen, sind Hypotonie, Hypoxie, Säure-Base-Ungleichgewichte und elektrolytische Ungleichgewichte.

## 10.1 Medikamenten von Membran und Toxinen

Kardiotoxine sind verantwortlich für EKG-Veränderungen durch die Kombination von membrandepressiven Effekten, autonomen Störungen und Stoffwechselveränderungen. Der Schweregrad eines Leitblocks, das durch das Toxin induziert wird, hängt von dem betreffenden Toxin und seinem Wirkungsort ab.

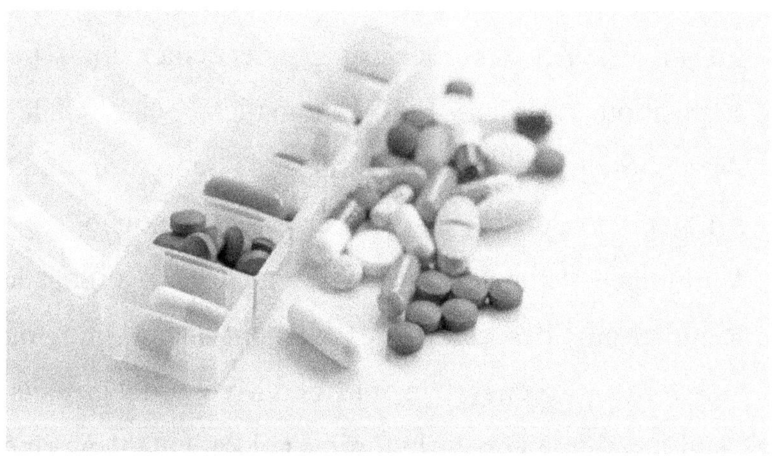

## 10.1.1 Blocker für die Natriumkanäle

Die Hemmung der schnellen Na+-Kanäle in Phase 0 des Wirkungspotenzials senkt die Steiggeschwindigkeit und die Potentiale in den Purkinje-Fasern und den atrialen und ventrikulären Myokardzellen. Dadurch wird der Aufstieg der Depolarisation verlangsamt und der QRS-Komplex grösser.

n einer toxikologischen Situation ist es wahrscheinlich, dass die Ausweitung des QRS-Komplexes direkt aus der Blockade des Na+-Kanals resultiert oder indirekt aus der Toxin-induzierten Hyperkaliämie.

Die wichtigsten EKG-Veränderungen nach einer Behandlung mit Natriumkanal-Blockern sind:

- Erweiterung des QRS-Komplexes;

- Rechts Branca-Blockierung;

- Anstieg der R-Welle in der aVR-Ableitung;

- Bewegung der QRS-Achse nach rechts;

- Ventrikuläre Tachykardie (VT) und Kammerflimmern (KF), Bradykardie mit großflächigem QRS-Komplex;

- Asystolie;

- Veränderungen der ST- und T-Welle, die zu einem ischämischen Syndrom passen.

Die direkte Blockade der kardialen Na+-Kanäle wird zu einer Erweiterung des QRS-Komplexes führen und wurde als stabilisierender Effekt der Membran beschrieben, ein lokaler anästhetischer Effekt. Einige Arzneimittel dieser Kategorie können auch andere myokardiale Ionenaustausche wie Ca2+ Zufluss und K+ Efflux beeinflussen. Weitere ungewöhnliche Konfigurationen des QRS-Komplexes sind ebenfalls möglich. Im schlimmsten Fall wird der QRS-Komplex so stark erweitert, dass die Ursache der Rhythmusstörung letztlich nicht zu unterscheiden ist.

Die einzige EKG-Variable, die das Risiko von Krampfanfällen und Arrhythmien bei einer akuten Vergiftung durch trizyklische Antidepressiva signifikant anzeigt, ist die Erhöhung der aVR-Welle auf mehr als 3 mm. Darüber hinaus kann die Verlängerung des QT-Intervalls durch eine Vergiftung durch trizyklische Antidepressiva sowie durch die Rechts-Verschiebung der terminalen Achse von 40 msec und der QRS-Achse der Vorderseite erfolgen. Die kontinuierliche Verlängerung des QRS-Komplexes kann zu einem Sinuswellenmodell und einer möglichen Asystolie führen.

Na+ Kanalblocker können eine verzögerte intraventrikuläre Leitfähigkeit, einen unidirektionalen Block, die Entwicklung eines integrierten Kreislaufs verursachen. Da viele der Na+ Kanal-Blocker auch anticholinerge oder sympathomimetische Wirkungen haben, sind Bradyarrhythmien selten.

Bei einer Na+-Vergiftung mit Anticholinergika und Sympathomimetika ist die Kombination eines großen QRS-Komplexes und Bradykardie ein Zeichen einer schweren Vergiftung, was darauf hinweist, dass die Blockade des Na+-Kanals so tief ist, dass keine Tachykardie auftritt, trotz klinischem muscarinischen Antagonismus oder adrenergem

Agonismus. Eine Bradykardie kann jedoch aufgrund der verlangsamten Depolarisation von Herzschrittzellen auftreten, die vom Na+-Ioneneinschluss abhängig sind.

## 10.1.2 Calciumkanalblocker

Alle Calciumkanalblocker hemmen den spannungsempfindlichen L-Typen Calciumkanal (Ca2+) in der Zellmembran. In den Herzschrittzellen des Sinusknotens und des atrioventrikulären Knotens ist der primäre Ionenkanal, der die Depolarisation kontrolliert, der langsame Kanal des Ca2+. Wenn es gehemmt wird, verlangsamt oder hemmt es spezialisiertes Gewebe, um einen Impuls auszulösen.

EKG-Veränderungen infolge dieser Arzneimittel sind:

- Sinusal Bradykardie;

- Reflektierte Tachykardie (z. B. Nifedipin) Diverse AV-Blockiergrade;

- Sinus-Stopp mit Gliederrhythmus

- Asystolie

- Weit QRS Komplex

- Änderungen ST/T

Bei der Calciumkanalblocker-Toxizität tritt zu Beginn eine Sinusbradykardie auf, gefolgt von verschiedenen Grad der atrioventrikulären Blockade. Es kann ein großer QRS-Komplex erscheinen, der durch ventrikulären Fluchtrhythmus oder durch die Blockade des Na+-Kanals verursacht wird, die durch das CCB verursacht wird und die Phase 0 der Depolarisation verzögert. Über plötzliche Passagen von Bradyarrhythmien zu Herzstillstand wurden berichtet.

Darüber hinaus können EKG-Veränderungen im Zusammenhang mit kardiovaskulärer Ischämie als Folge von Hypotonie und Veränderungen des kardiovaskulären Zustands auftreten, insbesondere bei Patienten mit vorbestehender Herzerkrankung.

### 10.1.3 Kaliumkanalblockern nach Außer

Arzneimittel der K+-Klasse der Efflux-Blocker blockieren den Fluss von K+ von der intrazellulären bis zur extrazellulären Luft. Eine Blockade der K+-Ströme nach außen kann die Wirkung des Herzzyklus verlängern. Die wichtigste EKG-Manifestation ist die Verlängerung des QT-Intervalls (mehr als 0,45 Sekunden bei Männern und 0,47 Sekunden bei Frauen).

Die verzögerte Repolarisation führt dazu, dass die Myokardinelle weniger Ladeunterschied durch ihre Membran hat und dass der interne Depolarisierungsstrom (nach vorzeitiger Depolarisation) aktiviert wird, was auf dem EKG als prominent auftretende U-Wellen zu sehen ist. Dies kann die eingeleitete Tätigkeit fördern, die potenziell zu einer Rückkehr führen kann. Eine Blockade, die durch das Toxin in den K+-Ablaufkanälen während Schritt 3 des Potentials verursacht wird, das der Repolarisation und der Verlängerung des QT-Intervalls entspricht, kann den Patienten gefährden.

EKG-Veränderungen im Zusammenhang mit der Wirkung von Kaliumkanalblockern nach außen:

- Verlängerung des QT-Intervalls;

- Abnormale T- oder U-Wellen;

- Vorzeitiger ventrikulärer Puls gefolgt von Sinus-Tachykardie

Viele dieser Arzneimittel haben andere Wirkungen, die zu signifikanten EKG-Veränderungen führen können, wie Antipsychotika, die zu einer Blockade der muskarinischen Acetylcholin- und alpha-adrenergen Rezeptoren und zu einer Blockierung der K+-Kanäle führen können; Na+ und Ca2+ der Herzzellen. Diese Wirkungen führen zu Sinus-Tachykardie (sekundär zur anticholinergen Wirkung) oder zu reflektierter Tachykardie (in Folge eines alpha-adrenergen Blocks).

## 10.1.4 ATPasi-Natrium-Kaliumblockern:

Herzglykoside hemmen die Pumpe Na+/K+ Adenosin-Triphosphat (Na+/K+Atpasi). Infolgedessen wird der aktive Transport von Na+ und K+ durch die Zellmembran gehemmt, das intrazelluläre Na+ Wachstum erreicht und der Na+/Ca2+ Austauscher wird sekundär aktiviert. Der intrazelluläre Ca2+-Spiegel erhöht und erhöht die Myofibrille-Aktivität in den Herzmyokaten, was zu einer positiven inotropen Wirkung und einer höheren Automatisierung führt.

Die Herzglykoside erhöhen auch den Tonfall, der zu einer direkten Depression des atrioventrikulären Knotens führen kann. Digitale Derivate in therapeutischen Dosen werden verwendet, um die myokardiale Kontraktilität zu erhöhen oder die atrioventrikuläre Leitfähigkeit zu verlangsamen. Sie verändern das EKG durch Änderungen, die als 'digitale Effekte' bezeichnet werden, ausgedrückt durch eine umgekehrte oder flache T-Welle, die mit einer ST-Segment-Depression (ausgeprägter bei Ableitungen mit hohen R-Wellen) gekoppelt ist, Verkürzung des QT-Intervalls (als Folge der kürzeren ventrikulären Repolarisationszeit), einer Verlängerung des PR-Intervalls (erhöhte Aktivität) und auffälliger U-Wellen.

ECG-Änderungen in Verbindung mit AtPasi-Natrium-Kaliumblockern:

- Erregende Aktivität: frühe Rhythmusstörungen und Gelenke, Vorhofflimmern, Vorhofflattern (selten), beschleunigte Rhythmen;

- Unterdrückende Wirkung: sinusale Bradykardie, Sinoatriale Block, atrioventrikulärer Block, Branca-Block;

- Kombination dieser: Atriale Tachykardie mit atrioventrikulärem Block, Sinusbradykardie mit Juniortachykardie.

EKG-Abnormalitäten mit Toxizität für Herzglykosid sind das Ergebnis einer erhöhten Automatisierung (intrazelluläre Ca2+-Erhöhung) und einer verlangsamten Leitung durch den atrioventrikulären Knoten. In 10 bis 15 Prozent der Fälle wird der ektopische Rhythmus das erste Anzeichen einer Vergiftung sein. Eine atrioventrikuläre Blockade oder eine erhöhte ventrikuläre Automatik sind die häufigsten Toxizitätszeichen von Digoxin und traten bei 30% bis 40% der geprüften Toxizitätsfälle auf.

Unspezifische Arrhythmien sind frühe ventrikuläre Kontraktionen (hauptsächlich Bigemine und Multiformen), atrioventrikuläre Block ersten, zweiten und dritten Grades, Sinusbradykardie, Sinustachykardie, Sinus-Atrial Block oder Stillstand, Vorhofflimmern mit langsamer ventrikulärer Remission, Atriale Tachykardie, anormal Herzrhythmus, atrioventrikuläre Dissoziation.

## 10.2 Medikamenten und Toxinen, die auf das autonome Nervensystem wirken

Bei einer akuten Vergiftung lassen sich EKG-Veränderungen, insbesondere Arrhythmien, durch direkte oder indirekte sympathomimetische Effekte, anticholinerge Wirkungen und die Auswirkungen einer veränderten Regulierung des Zentralnervensystems (ZNS) erklären periphere autonome Aktivität. Die sympathischen Fasern innervieren den meisten Teilen des Herzens.

Die postganglionären Fasern setzen Norepinephrin frei, das mit den beta-1-adrenergen Rezeptoren interagiert, um die Permeabilität von Na+ und Ca2+ zu erhöhen und dadurch die Erregbarkeit, Leitfähigkeit und Kontraktilität zu erhöhen. Die parasympathische postganglionären Exkremente setzen lokal Acetylcholin frei. Die vagale Stimulation der Muscarinrezeptoren senkt hauptsächlich die Erregbarkeit der Atris und verlangsamt die Stimulation des Impulses in den Ventrikeln, bis die Transmission in den atrioventrikulären Knoten vollständig blockiert ist, mit geringen Auswirkungen auf die Kontraktilität.

## 10.2.1 Betarezeptorenblocker

Die BB hemmen mehrere β- adrenerge Rezeptoren kompetitiv. Und sie können bei prädisponierten Probanden eine Sinusbradykardie auslösen. Schwere Arrhythmien sind auf eine Vergiftung durch rein anticholinerge Verbindungen zurückzuführen, insbesondere bei Patienten mit einer zugrunde liegenden ischämischen Herzerkrankung (z. B. Vorhofflimmern). Bei akuter Überdosierung von BB sind die ausgeprägtesten Effekte Bradykardie (aus einer Abnahme der Sinoatrial-Funktion), verschiedene Grade atrioventrikulärer Blockade und Hypotonie. Die Hemmung des Leitsystems führt am häufigsten zu einem AV-Block ersten Grades, aber höhere Toxizitätswerte können den AV-Block zweiten und dritten Grades, Gelenkrhythmen und intraventrikuläre Leitungsverzögerungen fördern.

Drei Betablocker sind für die Verlängerung der Qtc-Intervalle bekannt: Sotalol, Propranolol und Acebutolol. Sotalolo blockiert die K+-Kanäle und verlängert so das Aktionspotenzial und die Dauer der Repolarisation. Die Verlängerung des Qtc-Intervalls bereitet den Patienten auf ventrikuläre Tachyarrhythmien vor, die sowohl nach einer

Sotalol-Überdosierung als auch nach der therapeutischen Anwendung beschrieben wurden. Eine Überdosierung von Propranolol führte selten zu einer QT-Verlängerung.

Diese Arzneimittel werden wegen ihrer antihypertensiven Wirkung verwendet, die durch die zentralen und peripheren Alpha-2-adrenergen-Effekte erklärt wird. Im Falle einer akuten Überdosierung führen sie zusammen mit Hypotonie und Herzinsuffizienz zu EKG-Veränderungen. Herzstillstände wurden bei Erwachsenen mit Clonidin-Vergiftung beschrieben. Rezeptorbehandlungsmittel enthalten häufig Imidazolinderivate (Nazolin, Tetrahydrozolin, Oxymazolin und Xylometazolin) und können nach topischer Exposition oder Ingestion zu systemischer Toxizität mit sympatholytischen Wirkungen wie Bradykardie und Hypotonie führen; die mit der zentralen Stimulation der alpha-2-adrenergen Rezeptoren und Imidazolin in Verbindung stehen.

## 10.2.2 Sympathomimetikum Toxizität

Die sympathische Hyperaktivität kann durch eine Reihe von Arzneimitteln und Toxinen wie illegale Drogen und Kohlenwasserstofflösungsmittel, aber auch durch Entzugssyndrome verursacht werden. Typische EKG-Veränderungen sind Sinus- und Vorhofflimmern sowie gelegentlich ventrikuläre Dysrhythmien (bei massiver Exposition). Sinus-Tachykardie kann das erste Anzeichen von Sympathomimetika sein.

Entweder als Folge eines Anstiegs der zirkulierenden Katecholamine, beobachtet mit Kokain und Sympathomimetika, oder als Folge von halogenierten Kohlenwasserstoffen oder Schilddrüsenhormonen, oder Erhöhung der Aktivität des zweiten Boten nach Theophyllin. Extreme ionotropen- und chronotrope Effekte führen zu Arrhythmien.

Eine veränderte Repolarisation, erhöhte intrazelluläre Ca2+ Konzentrationen oder eine myokardiale Ischämie können eine Arrhythmie verursachen. Außerdem kann Kokain, das fokale myokardiale Ischämie produziert, zu malignen ventrikulären Arrhythmien führen. In hohen Dosen blockiert Kokain zusammen mit seiner kraftvollen sympathomimetischen Wirkung die schnellen Na+-Kanäle im Myokard, mit einer Depolarisations-Depression und einer langsamen Leitungstempo, die auf dem EKG mit verlängerten PR-, QRS- und QT-Intervallen auftritt.

### 10.2.3 Anticholinergikum Toxizität

Es gibt eine Reihe von Anticholinergika und Toxinen, die aufgenommen können und zu EKG-Anomalien

(Antihistaminika, trizyklische Antidepressiva, Antipsychotika, einige giftige Pflanzen und Pilze) führen können.

In den meisten Fällen kommt es zu Sinustachykardie. Schwere Herzrhythmusstörungen sind auf eine Vergiftung durch rein anticholinerge Verbindungen zurückzuführen, insbesondere bei Patienten mit einer zugrunde liegenden ischämischen Herzerkrankung (z. B. atriale Tachykardie und verfrühte ventrikuläre Herzschläge). Atropin beispielsweise erhöht die Nachfrage nach myokardialem Sauerstoff infolge von Tachykardie und kann bei Patienten nach einem Myokardinfarkt zu Vorhofflimmern führen.

## 10.2.4 Naturalien

Viele natürliche Produkte und Toxine haben kardiovaskuläre Wirkungen, die zu EKG-Veränderungen führen. Die klinischen und myokardiologischen Manifestationen des Skorpions Stichs ähneln denen der Katecholamin-Infusion. Ein Myokardinfarkt wurde bei einer Skorpions Vergiftung mit einem physiologischen myokardialen Mechanismus dokumentiert.

Zur Pathogenese des klinischen Syndroms, das durch Bisse einer schwarzen Witwe verursacht wird, wurde eine Beteiligung an zu vielen Katecholaminen empfohlen, während Histamin bei Patienten, die an Ochsenbissen erkrankt sind, eine Rolle bei der Pathogenese spielt.

Die Fischvergiftung hat mehrere pathogene Mechanismen, je nachdem, welches Toxin beteiligt ist. Einige dieser Toxine sind wärmebeständig, so dass sie nicht durch Kochen und Magensäure beeinflusst werden, während andere durch unsachgemäße Handhabung von Fischen vergiftet werden.

Die Aconit-Vergiftung kommt von den Alkaloiden in Tee und Kräutern, die vor der Einnahme nicht genügend gekocht werden, wie Aconitin und Mesaconitin. Aconitin hat die Fähigkeit, die Na+ Kanäle zu binden (indem es sie offenhält), was zum Teil seine neurologische und kardiovaskuläre Toxizität (kardiovaskuläre Effekte) erklärt.

Vagale Stimulation ist auch an der Pathogenese der Aconitin-Vergiftung beteiligt. Aconitin hat eine Neigung zu einer frühen und verzögerten Postdepolarisation bei ventrikulären Myozyten, die durch einen intrazellulären Anstieg von Ca2+ und Na+ verursacht werden kann.

### 10.2.5 Rauschgifte

Die an den häufigsten konsumierten Drogen sind Alkohol, Nikotin, Marihuana, Amphetamine, Kokain, Opiumalkaloide und synthetische Opioide, Gamma-

Hydroxybutyrat, 3,4-Methylendioxi-Methamphetamin (MDMA, Ecstasy) und Phencyclidin. Drogenmissbrauch kann zu Organschädigungen, Abhängigkeit und ungesunden Verhaltensweisen führen.

Bestimmte illegale Drogen wie Heroin, Lysergsäure-Diethylamid und Phencyclidinhydrochlorid haben beim Menschen keine bekannte therapeutische Wirkung. Die kardiovaskuläre Toxizität illegaler Drogen beruht auf mehreren physiologischen Mechanismen.

Amfetamin und verwandte Drogen aktivieren das Lebensnervs Nervensystem durch Stimulation des zentralen Nervensystems, periphere Freisetzung von Katecholaminen, Hemmung der neuronalen Wiederaufnahme von Katecholaminen und Hemmung der Monoaminoxidase.

Kokain ist eine der beliebtesten Drogen. Kurz nach dem Rauchen oder der intravenösen Injektion (über eine sympathische Hyperaktivität) treten kardiovaskuläre Anzeichen von Toxizität auf. Krampf der Koronararterien und/oder Thrombose können einen Myokardinfarkt verursachen, auch bei Patienten ohne Koronarerkrankung. Brustschmerzen mit EKG-Anzeichen einer Ischämie oder eines Herzinfarkts bei einer jungen und ansonsten gesunden Person weisen auf die Anwendung von Kokain hin. Bei geringen Dosen kommt es aufgrund der lokalen narkotischen

Eigenschaften des Kokains und seiner Wirkung auf die Katecholamine zu einer Sinus- und ektopischen Bradykardie. Hochdosiertes Kokain produziert eine direkte Blockierung der Na+ und K+-Kanäle. Mehr sympathische Stimulation erhöht das intrazelluläre Ca2+ in den Herzzellen und erhöht die Automatik, was zu Depolarisation und ektopischen Rhythmen führt.

Cannabinoid Delta 9-Tetrahydrocannabinol (THC) ist der wichtigste psychoaktive Bestandteil von Cannabis (Marihuana besteht aus Blättern und Blütenteilen der Pflanze). Die kardiovaskuläre Toxizität ist dosisabhängig und erklärt sich durch die Stimulation des autonomen Nervensystems unter Beteiligung sowohl der parasympathischen als auch der sympathischen Wege. Die Wirkungen sind bei Patienten mit vorbestehender kardiovaskulärer Erkrankung eher schwerwiegend (z. B. wurde eine signifikante Erhöhung des Myokardinfarktes zu einer Stunde nach der Einnahme von Marihuana berichtet).

Opiate sind natürliche Verbindungen, die aus dem Mohnsaft Papaver somniferum gewonnen werden. Der Begriff Opioid bezieht sich auf diese und andere natürliche Opiumderivate (z. B. Morphin, Heroin, Codein und Hydrocodon) sowie auf neue vollständig synthetische Opioidanaloge (z. B. Fentanyl, Butorphanol, Meperidin, Methadon und Propoxyfen).

Im Allgemeinen teilen Opioide die Fähigkeit, eine bestimmte Anzahl von ZNS-spezifischen Opioidrezeptoren zu stimulieren. Bei leichter bis mittelschwere Überdosierung nahm die Pulsfrequenz ab. Eine ähnliche Kardiotoxizität wie bei trizyklischen Antidepressiva und Chinidin kann bei Patienten mit schwerer Propoxifenvergiftung auftreten. Die Toxizität von Heroin wird mit ECG-Veränderungen wie unspezifischen ST/T-Wellenanomalien, AV-Block ersten Grades, Vorhofflimmern, verlängerten QTc-Intervallen und ventrikulärer Dysrhythmie in Verbindung gebracht. Zur Pathogenese dieser kardiovaskulären Befunde tragen elektrolytische und metabolische Störungen, Hypoxie oder Adulteranten (z. B. Chinin) in Drogen bei.

EKG ist eine wertvolle Informationsquelle für vergiftete Patienten und kann ihre Behandlung verbessern und ausrichten. Obwohl es offensichtlich ist, dass nach der Exposition gegenüber einem Arzneimittel für kardiovaskuläre Indikationen ein EKG erforderlich ist, werden viele Arzneimittel, die bei einer therapeutischen Dosis keine sichtbaren kardiovaskulären Wirkungen zeigen, im Falle einer Überdosis kardiotoxisch.

# Kapitel 11
# Vertiefung zu den vom EKG
# festgestellten Erkrankungen

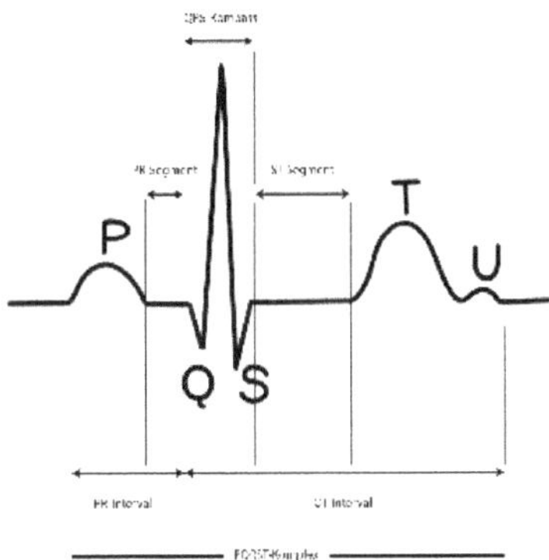


Sehen wir uns an, welche Merkmale die Erkrankungen, die durch EKG erkannt werden, aufweisen. Das EKG ermöglicht eine genaue Erkennung von Herzrhythmusstörungen. Diese treten im Allgemeinen auf, wenn der Nervenimpuls durch das

Myokard oder durch Herzschmerz, wie Herzinfarkt oder Kardiomyopathie, gestört wird. Die wichtigsten Arrhythmien sind Extrasystolen, paroxylierende Tachykardien, Vorhofflattern und Fibrillen. Die häufigsten Arrhythmien sind Vorhofflattern und Vorhofflimmern (AF).

## 11.1 Vorhofflattern

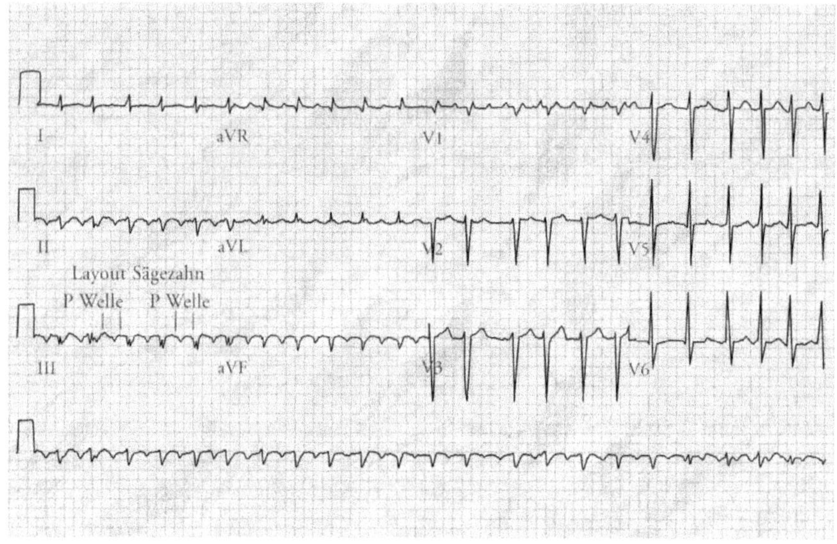


Sie treten bei älteren Patienten auf, bei Patienten mit therapieassoziierten Herzerkrankungen und sind gefährlicher für das Risiko einer Embolie, da die mechanische Aktivität in der Atrium beeinträchtigt ist, wenn sich die Vorhänge unregelmäßig, chaotisch zusammenziehen; wenn das Atrium sehr schnell zusammenzieht, das Blut nicht richtig ausblutet und das Blut sich staut, können sich kleine Blutgerinnsel bilden, und dann können sie vom Herzen aus über die Aorta in der Peripherie gehen; Es kann also eine Hirnembolie, eine Koronarembolie, auftreten, die einen Herzinfarkt verursacht, weil sie eine Koronararterie schließt, oder eine periphere Gefäße schließt. Vorhofflimmern ist eine Arrhythmie, die den Herzschlag sehr schnell und unregelmäßig macht. Es kann sporadisch oder chronisch sein. Wenn es sporadisch ist, ist es im Allgemeinen sehr intensiv; wenn es chronisch ist, ist es in der Regel von geringer Intensität. Die Ursache für Vorhofflimmern ist eine abnormale Generation von Impulsen in den Vorhängen des Herzens. Diese anomale Generation führt dazu, dass die Wände der Vorhänge ständig und ununterbrochen beansprucht werden.

Bei Vorhofflimmern schrumpfen die Vorhänge ungefähr 350 bis 400 Schläge pro Minute. Diese erhöhte Häufigkeit der Akkorde hat Auswirkungen auf die Ventrikel, wodurch auch ihre Wehen Häufigkeit stark beeinflusst wird.

Das Elektrokardiogramm einer Person mit Vorhofflimmern zeigt keine P-Wellen, die auf einen Vorhofflimmern-Kontraktionsdefekt hinweisen. Es gibt unregelmäßig geformte Striche und QRS-Komplexe. Während des Vorhofflimmers wird im Gegensatz zu Vorhofflimmern die elektrische Aktivität in den Vorhöfen koordiniert. Daher ziehen sich die Vorhänge zusammen, jedoch mit sehr hoher Frequenz (250-350 Schläge pro Minute), was die Weiterleitung jedes einzelnen Impulses über den atrioventrikulären Knoten zu den Ventrikeln verhindert. Bei der Mehrzahl der unbehandelten Patienten erreicht die Herzkammer je einen Herzschlag pro Minute, wobei die ventrikuläre Herzfrequenz etwa 150 Schläge pro Minute beträgt. Auch ohne andere Herzerkrankungen können Vorhofflimmern oder Vorhofflattern auftreten. Diese Arrhythmien werden häufiger durch Erkrankungen wie Hypertonie, koronare Herzkrankheit, Herzklappenerkrankung mit Mitral- und/oder Triuspid-Funktion, Alkoholmissbrauch, Schilddrüsenüberfunktion (Hyperthyreose) und möglicherweise angeborene Herzfehler verursacht. Herzklappen und Hypertonie führen zur Dilatation der Vorhänge, wodurch Vorhofflimmern oder Vorhofflattern wahrscheinlicher werden. Im Falle von Komplikationen können Blutgerinnsel in den Vorhängen oder eine hohe Herzfrequenz auftreten, was zu einem verringerten Herzrhythmus führt. Bei Vorhofflimmern oder Vorhofflimmern wird die Kammerentleerung nicht vollständig durchgeführt. Im Laufe der Zeit kann eine bestimmte Menge Blut in den Atris zurückbleiben, was die Bildung von Blutgerinnseln ermöglicht. Manchmal kann sich das Gerinnsel zersplittern, oft kurz nach dem Vorhofflimmern und der Normalisierung des Rhythmus, entweder spontan oder aufgrund der Therapie. Die Fragmente können in die linke Herzkammer gelangen, durch den Blutstrom wandern (was eine Embolie verursacht) und eine kleine Arterie verstopfen. Wenn die Bruchstücke eines Gerinnsels eine Hirnarterie verstopfen, kommt es zu einem Gehirnschlag. Ein Gehirnschlag ist selten das erste Symptom eines Vorhofflimmers oder Vorhofflattern. Wenn Vorhofflimmern oder Vorhofflattern die Herzfrequenz zu stark erhöht, haben die Ventrikel nicht genügend Zeit, sich vollständig mit Blut zu füllen. Ein Ausbleiben der vollständigen Befüllung führt zu einer Verringerung der Blutmenge, die vom Herzen gepumpt wird. Dies kann zu einem Blutdruckabfall führen, der zu Herzinsuffizienz führt. Aufgrund des Risikos einer Ansammlung von Blut in Herzrhythmen und einer Blutgerinnung ist Vorhofflimmern ein erhöhtes Risiko für einen Gehirnschlag. Die Symptome von Vorhofflimmern oder Vorhofflattern sind weitgehend von der Geschwindigkeit der ventrikulären Kontraktion abhängig. Wenn die ventrikuläre Frequenz normal oder nur leicht erhöht ist (weniger als 120 Schläge pro Minute), bleibt der Patient im Allgemeinen asymptomatisch. Höhere Frequenzen verursachen ein lästiges Herzfrequenzbewusstsein (Herzklopfen), Atemnot oder Brustschmerzen. Bei Patienten mit Vorhofflimmern ist der Puls unregelmäßig und in der Regel schnell. Bei Patienten mit Vorhofflattern ist der Puls im Allgemeinen schnell und kann unregelmäßig oder unregelmäßig sein. Die verminderte Pumpenkapazität kann zu Schwäche, Ohnmacht und Atembeschwerden führen. Bei stark erhöhter Herzfrequenz entwickeln einige Patienten, insbesondere ältere und kardiovaskuläre Patienten, Herzinsuffizienz oder Brustschmerzen. Sehr selten kann bei dieser Patientengruppe ein Schock (sehr niedriger Blutdruck) auftreten. Es wird ein Ultraschall des Herzens (Echokardiogramm) durchgeführt. Diese Untersuchung ermöglicht es Ärzten, die Herzklappen zu untersuchen und festzustellen, ob Blutgerinnsel in den Vorhängen vorhanden sind. Im Allgemeinen werden Blutuntersuchungen zur Feststellung einer Hyperthyreose verordnet. Wie behandelt man Vorhofflimmern und Vorhofflattern?

- Durch Verlangsamung der Herzfrequenz;

- Durch die Verwenfung von Blutverdünner;

- Durch Wiederherstellung eines normalen Herzrhythmus;

- Die Entfernung.

Im Falle von Vorhofflimmern oder Vorhofflattern dient die Behandlung der Kontrolle der ventrikulären Kontraktionsrate, der Wiederherstellung des normalen Herzrhythmus und der Behandlung der für die Arrhythmie verantwortlichen Erkrankung. Es können auch Arzneimittel verabreicht werden, die die Bildung von Blutgerinnseln und Blutgerinnseln (Antikoagulantien oder Aspirin) verhindern. Die Behandlung der Grunderkrankung ist wichtig, aber sie verbessert nicht immer die Arrhythmien. Die Behandlung der Schilddrüsenfunktion sowie Maßnahmen zur Korrektur einer angeborenen Herzkrankheit oder Erkrankung der Röhre können jedoch hilfreich sein. Der erste Schritt bei der Behandlung von Vorhofflimmern oder Vorhofflattern besteht normalerweise darin, die ventrikuläre Herzfrequenz zu verlangsamen, so dass das Herz wirksames Blut bläst. Im Allgemeinen können Arzneimittel die Ventrikel verlangsamen. Häufig ist das erste Kalziumkanalblocker wie Diltiazem oder Verapamil, dass die Stimulation der Ventrikel verlangsamen kann. Ein Betablocker wie Propranolol oder Atenolol kann verwendet werden. Bei Patienten mit Herzinsuffizienz kann Dioxin angewendet werden. Spontan können Vorhofflimmern oder Vorhofflattern in einen normalen Herzrhythmus umgewandelt werden. Bei einigen Patienten sollten diese Arrhythmien aktiv in einen normalen Rhythmus umgewandelt werden (Herzversion). In dieser speziellen Population sind Personen eingeschlossen, bei denen Vorhofflimmern oder Vorhofflattern Herzinsuffizienz oder andere Symptome einer niedrigen Herzleistung hervorrufen. Da die Gefahr besteht, dass ein Blutgerinnsel zerdrückt wird, was zu einem Gehirnschlag während der Umstellung führt, muss vor einer Wiederaufnahme des normalen Rhythmus durch Maßnahmen verhindert werden, dass sich Blutgerinnsel bilden. Wenn Vorhofflimmern oder Vorhofflattern länger als 48 Stunden vorhanden sind, wird von Ärzten 3 bis 4 Wochen vor der Umstellung ein Antikoagulans wie Warfarin angewendet. Alternativ können sie ein kurzwirksames Blutverdünner wie Heparin verabreichen und den Patienten einem Echokardiogramm unterziehen. Zeigt das EKG keine Gerinnsel im Herzen, kann der Patient sofort umgestellt werden. Wenn der Rhythmus seit weniger als 48 Stunden deutlich ist, braucht der Patient vor der Umstellung keine Antikoagulationstherapie. Bei den meisten Patienten sollte das Blutverdünner jedoch frühestens 4 Wochen nach der Umstellung angewendet werden.

Umstellungsmethoden umfassen:

- Elektroschock (Synchronisierte Kardioversion);

- Arzneimittel.

Der elektrische Schock am Herzen ist der effektivste Weg. Der elektrische Schock wird nur an einer bestimmten Stelle der kardialen elektrischen Aktivität (synchronisierte Kardioversion) so synchronisiert, dass er kein

Kammerflimmern hervorruft. Die Kardioversion ist in 75-90% der Fälle wirksam. Bestimmte antiarrhythmische Arzneimittel (am häufigsten Amiodaron, Flecainid, Procainamid, Propafenon oder Sotalol) können ebenfalls den normalen Rhythmus wiederherstellen. Diese Arzneimittel sind jedoch nur bei 50-60% der Patienten wirksam und verursachen häufig Nebenwirkungen. m Laufe der Zeit (insbesondere 6 Monate nach Auftreten der Arrhythmie) wird die Konversion zu einem normalen Rhythmus mit jedem beliebigen Medium weniger wahrscheinlich, die progressive Dilatation der Atris und die Verschlimmerung der Grunderkrankung werden geringer. Bei erfolgreicher Kardioversion bleibt das Risiko eines Rückfällig hoch, auch wenn die Patienten ein spezifisches Arzneimittel zur Vorbeugung (d. h. eines der Arzneimittel zur Umstellung der Arrhythmie auf einen normalen Rhythmus) einnehmen. Die Diagnose des Vorhofflattern basiert auf dem EKG 12-Ableitungen oder dem EKG nach Holter, wo das typische Sägezahnmuster (sogenannte F-Wellen) eine Vorhofaktivierung hervorruft. Im Falle von Vorhängen depolarisieren sie sich mit einer Frequenz von 250-350 Schlägen/min. Da der atrioventrikuläre Knoten nicht in der Lage ist, diese Geschwindigkeit zu erreichen, werden die Impulse gemäß einem feststellbaren Leitverhältnis in die Ventrikel geleitet, wobei ein regelmäßiger ventrikulärer

Rhythmus (z. B. bei Leitung 2:1 mit FC 150 bpm) gegeben ist oder je nach unterschiedlichen Überleitungsverhältnissen (3:1, 4:1 oder 5:1) unterschiedlich stark und unregelmäßig ventrikuläre Rhythmus.

## 11.2 Das Kammerflimmern

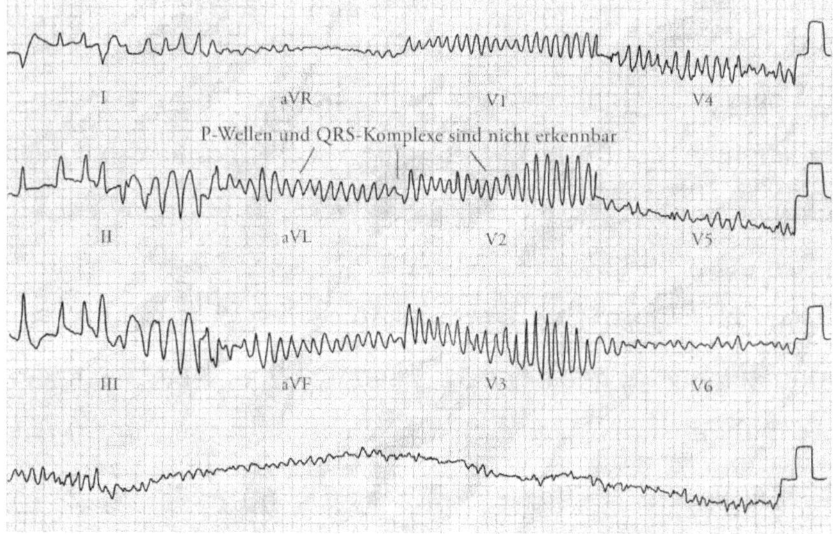


Das Kammerflimmern ist ein chaotischer, unorganisierter Herzrhythmus, der aus den Ventrikeln kommt. Die Schnelligkeit und Desorganisation des elektrischen Impulses führen zu einer hämodynamischen Unwirksamkeit der myokardialen Kontraktionen (das Herz kann das Blut nicht in den arteriellen Kreislauf leiten). Der Blutdruck fällt auf null und der Patient wird ohnmächtig. Diese Arrhythmie kann, wenn sie nicht sofort mit Wiederbelebung und externer Defibrillation behandelt wird, schnell zum Tod führen. Das Kammerflimmern kann verschiedene Ursachen haben. Die häufigste Ursache ist eine akute Myokardischämie (Myokardinfarkt), bei der es sich um den Beginn eines Myokardinfarkts handeln kann. Sekundär kann Kammerflimmern bei Patienten mit struktureller Herzerkrankung, die auf ventrikuläre Arrhythmien vorbereitet sind, auftreten (wie dilatative Kardiomyopathie, hypertrophe Kardiomyopathie, arrhythmische Dysplasie der rechten Herzkammer, keine ventrikuläre Verdichtung). In einigen Fällen kann es Patienten betreffen, deren Herz strukturell normal ist, aber an erblichen arithmetischen Erkrankungen leiden (z. B. Long-QT-Syndrom, Brugada-Syndrom, PRM). Wenn Kammerflimmern eine spezifische Ursache nicht erkennen kann, ist ein idiopathische ventrikuläre Fibrillen zu beobachten. Nicht behandeltes Kammerflimmern führt innerhalb weniger Minuten zum Tod. Daher ist eine Diagnose nur bei wenigen Patienten möglich, die im Krankenhaus Arrhythmien haben und überwacht werden, oder in seltenen Fällen, wenn der Patient in einem Krankenhaus wiederbelebt wird und EKG oder Defibrillator-Monitor durchgeführt werden. Es sei denn, die Ursache für Kammerflimmern ist gut erkennbar und eindeutig zu beseitigen (z. B. Myokardinfarkt oder Trans Katheter Ablation im Falle einer Degeneration der monomorphen ventrikulären Tachykardie). Überlebende sollten mit einem sekundären Defibrillator ausgestattet werden. Im ECG wird festgestellt, dass die P-Welle aufgrund des chaotischen Rhythmus und der T-Welle nicht zu unterscheiden ist. Das PR/PQ-Intervall ist nicht nachweisbar.

## 11.3 Der atrioventrikuläre Block

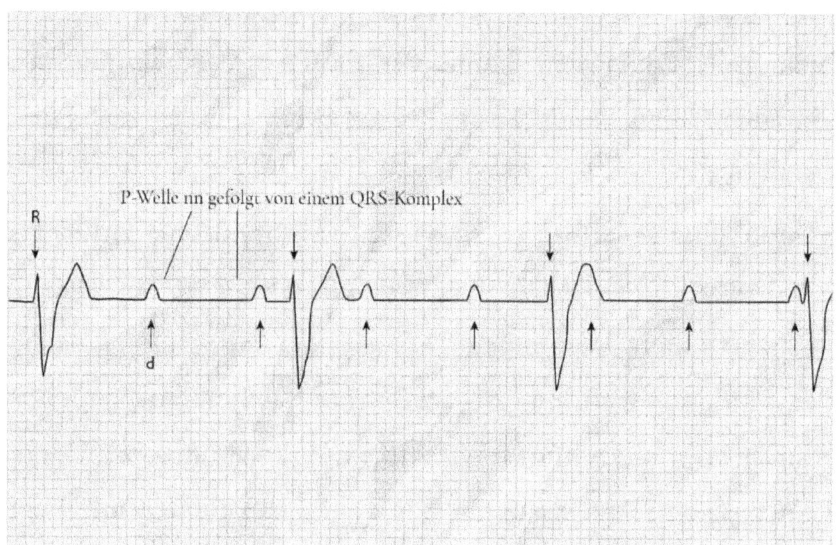


Der normale Herzrhythmus beginnt mit dem Sinusknoten, einer Gruppe spezieller Zellen, die in der rechten Lobby, einer der beiden oberen Kammern des Herzens, lokalisiert sind. Der elektrische Impuls breitet sich dann über die voreingestellten Wege (d. h. das AV-System des Herzens) aus, den bestimmten elektrischen Drähten gleichgestellt sind. In der Mitte des Herzens zwischen den oberen und unteren Kammern befindet sich der Hauptfaden (bestehend aus dem atrio-ventrikulären Knoten und dem His-Bünde). Von diesem Draht lösen sich im unteren Teil zwei weitere Teile ab (Linke und Rechte). Aus verschiedenen Gründen kann das AV-Leitsystem gelegentlich zu einer anomalen kurzfristigen Verlangsamung der Herzfrequenz führen. In den späten Stadien der Krankheit kann das atrio-ventrikuläre Leitsystem nicht mehr in der Lage sein, den Puls zu übertragen, was zu langen Pausen zwischen den Herzkontraktionen führen kann. In dieser Situation wird die Kontraktion von anderen Zellgruppen in einem Teil des Herzens verursacht. Die Impulsblockade tritt ein, wenn der mittlere Draht (d. h. der atrio-ventrikuläre Knoten oder der His-Bünde) beschädigt ist. Wenn die Erkrankung nur eine der Sektoren betrifft (rechts oder links), wird der Patient keine Herzfrequenzverlangsamung aufweisen (die Impulsübertragung wird durch den anderen Arm sichergestellt). Diese werden natürlich auftauchen, wenn beide Seiten Schaden nehmen. Eine verzögerte Herzfrequenz oder verlängerte Pausen zwischen den Herzkontraktionen führen zu einer vorübergehenden Verringerung oder

Unterbrechung des Blutflusses in die Organe. Welche sind die Ursachen für die atrioventrikuläre-Block? Die atrioventrikuläre-Block ist häufig auf das Altern zurückzuführen und kann auf verschiedene Herzerkrankungen oder kardiologische Eingriffe zurückzuführen sein. Die Hauptsymptome sind Müdigkeit, leichte Ermüdung, Atemnot, Schwindel oder Schwindel, Ohnmacht. Bei einigen Patienten, insbesondere zu Beginn, kann diese Krankheit keine Störungen verursachen. Bei Anzeichen einer Erkrankung des atrioventrikulären Leitsystems sollte der Arzt für Allgemeinmedizin den Patienten zu einem Elektrophysiologen (dem Kardiologen für Herzrhythmusstörungen) schicken. In besonders schweren Fällen ist ein rascher Zugang zur Notaufnahme erforderlich. Die EKG-Abnormalität, die während eines atrioventrikulären Blocks auftritt, ist ein PR-Intervall von mehr als 20 Sekunden, alle Vorhoffimpulse erreichen die Ventrikel, aber die Leitungszeit wird verlängert. Die PR-Intervalle sind verlängert und konstant. Schließlich folgen alle P-Wellen von QRS.

## 11.4 Die Sinustachykardie

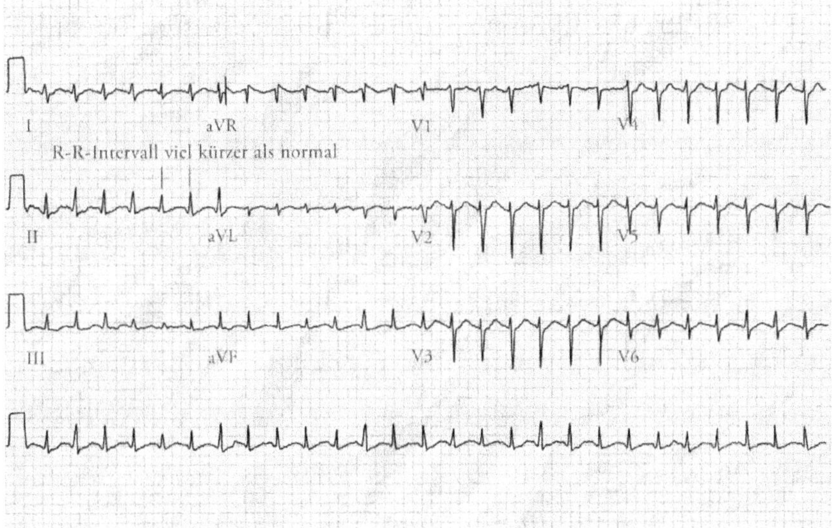


Sinustachykardie ist die häufigste Veränderung des Herzrhythmus in der klinischen Praxis. Es umfasst eine heterogene Gruppe von Erkrankungen wie: Sinustachykardie infolge psychophysischen Stresses, sekundäre Sinustachykardie aufgrund anderer Erkrankungen, orthostatische Tachykardie (Postural Orthostatisch Tachykardie Syndrome - POTS). Es handelt sich um eine Sinustachykardie bei aufrechter Sitzhaltung und eine unangemessene Sinustachykardie, bei der physiologische Beeinträchtigungen der chronologischen Reaktion festgestellt werden. Die klinische und symptomatische Überlagerung dieser Erkrankungen erschwert bisweilen eine richtige

Differentialdiagnose. Sinustachykardie ist einfach ein Anstieg des ästhetischen Herzschlags, der häufig auf Ursachen zurückzuführen ist, die leicht mit einer emotionalen Veränderung oder körperlicher Anstrengung in Verbindung gebracht werden können. Es nennt sich „Sinus", weil es den Herzschlag beeinflusst, der durch den Sinusknoten verursacht wird. Wenn Episoden zu wiederkehrenden Symptomen werden oder der Herzschlag um mehr als 180 pro Minute ansteigt, sollten ernsthafte und sorgfältige Untersuchungen durchgeführt werden, da die Ursache möglicherweise pathologischer Natur ist. Hyperthyreose, Anämie, Lungenembolie, Ischämie und Herzinsuffizienz können Ursachen sein, die rasch ermittelt werden müssen. In einem Bereich naturwissenschaftlicher Kompetenz betrachten wir Fälle von erhöhter physiologischer Herzfrequenz und damit die möglichen Ursachen für Tachykardie, mit denen wir lernen können, mit einfachen, ganz natürlichen Mitteln umzugehen. Wenn wir Sport treiben, als einfache Amateure ohne viel Training, spüren wir als erste Kurzatmigkeit, Atemnot und das „Herz im Hals". Versuchen Sie es nach einer langen Ruhepause am Pool zu gehen und versuchen Sie eine oder zwei Becken zu machen – es wird Ihnen wie ein Herzinfarkt vorkommen! Tatsächlich erforderte die Übung, die wir gemacht haben, einen erhöhten Sauerstoffgehalt, nicht nur wegen der durch die aquatische Umgebung beeinflussten

Atmung, sondern auch für die Muskeln, die auf ungewöhnliche Bewegungen ansprachen und mehr Durchblutung und Sauerstoffversorgung benötigen. Das Gleiche, wenn wir es beim Laufen versuchen: Das erste Mal haben wir einen sehr hohen Puls, Atemnot und schnelle Herz. Mit konstantem und kontrolliertem Training wird auch der Puls variieren, weil wir den Herzmuskel trainiert haben und die Tachykardie entsprechend angepasst wird. Wir haben bereits darüber gesprochen, wie wir mit harmlosen Tachykardien umgehen können. Lassen Sie uns einige Heilmittel etwas genauer betrachten, vor allem bei Belastung durch Sport, Angst und Stress. Im sportlichen Bereich ist es gut, das Training sorgfältig zu planen, nie zu übertreiben und wenn die Absicht besteht, Superhelden in einer Leistung zu sein, ist es besser, es zu vergessen: es wäre unnötiger Stress für Ihren Körper. Dies hat sicherlich schädliche Auswirkungen. Das Umgang mit Stress und Angst muss eine bewusste und gezielte Entscheidung sein, und wie bereits gesagt, die Atmung ist das Mittel, mit dem wir unsere Reaktionen kontrollieren können. Die meisten von uns können nicht atmen, obwohl es das erste Geschäft in unserem Leben ist und eines der letzten, wenn wie sterben. Es gibt viele Kurse, die aus Yoga kommen, die einem beibringen, richtig zu atmen und sogar den Atem zu benutzen, um unsere Energien zu kanalisieren und unsere Aktivitäten zu verstärken. Einige fortschrittliche Yoga-Stadien, wie die bereits erwähnten Pranayama- und Pratyahara-Stadien, sind sehr gut und effektiv, um uns von der Sklaverei von beeinträchtigenden Gefühlen zu befreien. Es ist wichtig, gute Lehrer zu finden und Scharlatane zu meiden. Wenden Sie sich an etablierte Vereine, die Fachtutoren beraten. Wie kommt es auf dem EKG zu Sinustachykardie? Wenn wir ein enges, regelmäßiges QRS haben, wenn die P-Welle vorhanden ist, an die sich das QRS anschließt, aber die Herzfrequenz größer als 100 ist.

## 11.5 Die Sinusbradykardie

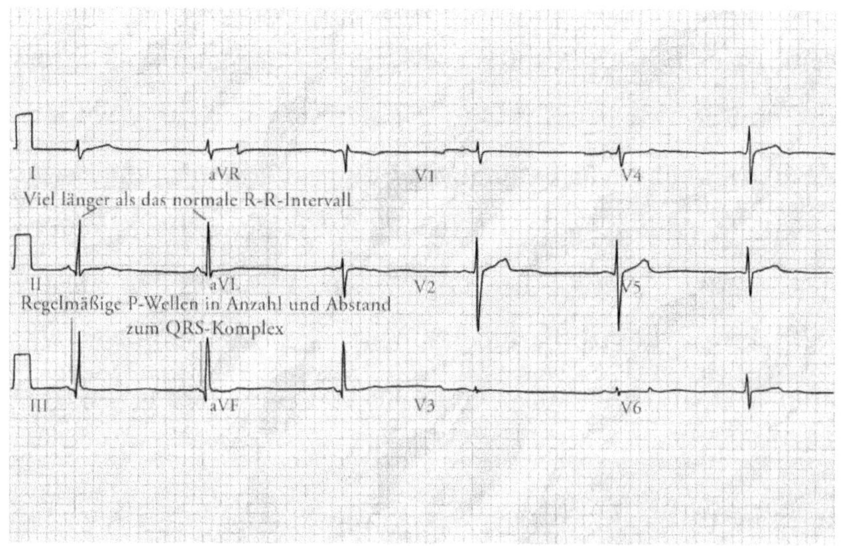

Unter Sinusbradykardie (oder einfach Bradykardie) ist die Senkung der Herzfrequenz unter den Referenzintervall zu verstehen. Im Erwachsenenalter schlägt das Herz im Ruhezustand mit einer optimalen Frequenz von etwa 70-80 Schlägen pro Minute, wobei jedoch zu berücksichtigen ist:

- normal: Herzfrequenz im Ruhezustand zwischen 60-99 Schlägen pro Minute (bpm);

- Tachykardie: Herzschlag im Ruhezustand über 100 bpm;

- Bradykardie: Herzfrequenz im Ruhezustand unter 60 Basismeter.

Im frühen Kindesalter ist die Herzfrequenz höher (normale Intervalle zwischen 90 und 180 bpm), mit zunehmendem Alter erniedrigend (normale Intervalle zwischen 70 und 110 bpm bis zum 10. Lebensjahr). Das Ausmaß der Bradykardie kann wie folgt bewertet werden:

- leicht: Puls 50-59;

- moderat: Puls 40-49;

- stark: Puls unter 40.

Bradykardie ist ein wichtiger klinischer Zustand, da sie von mehreren Ursachen abhängen kann, aber in den meisten Fällen nicht mit einer zugrunde liegenden Erkrankung (physiologische Bradykardie) in Verbindung gebracht wird. In der Regel ist sie keine gefährliche Krankheit, kann jedoch mitunter die Ursache für eine erhebliche Verringerung der Blutversorgung peripherer oder zentraler Organe (z. B. des Gehirns) sein, was zu Verletzungen führen kann. Meistens ist er völlig asymptomatisch, kann aber manchmal für Symptome wie Schwindel, Synkope, Bewusstseinsverlust verantwortlich sein. In den meisten Fällen ist keine Behandlung erforderlich, in symptomatischen oder schweren Fällen kann jedoch eine gezielte Behandlung erforderlich sein; Sinusbradykardie ist eine leicht diagnostizierbare klinische Erkrankung, da der Patient seine Puls-Frequenz selbst die Anzahl der Pulsationen pro Minute der Radialarterie (am Handgelenk) oder der Karotis (am Hals) wahrnehmen kann. Bei Auftreten einer Bradykardie ist es ratsam, Ihren Arzt zu konsultieren, um sicherzustellen, dass keine Auslöser vorliegen. Bradykardie ist ein weit verbreiteter Zustand, insbesondere im Jugendalter und bei Athleten. Ein zweiter Höhepunkt der Inzidenz tritt im fortgeschrittenen Alter auf, wenn die Bradykardie physiologisch sein kann oder auf eine Herzerkrankung zurückzuführen ist.

Es gibt verschiedene Arten von Bradykardie:

- physiologisch: ist die häufigste, vereinzelte medizinische Erkrankung ohne kardiale oder systemische Grunderkrankung;

- pathologisch oder sekundär, wenn es von anderen Herzerkrankungen oder systemischen Erkrankungen herrührt.

- Eine physiologische Bradykardie tritt auf:

- Im jungen Subjekt, insbesondere bei Athleten mit aeroben Aktivitäten (vor allem Läufer, Radfahrer und Schwimmer), bei denen die Herzfrequenz bis zu 30-40 bpm betragen kann, ohne dass es klinisch relevant ist. Dies ist verbunden mit einem erhöhten vagal Ton, der die Herzfrequenz verlangsamt;

- Bei älteren Personen, bei denen eine leichte Bradykardie als physiologisch betrachtet werden kann;

- Während des Schlafs, Erbrechen, Valsalva-Manöver (Erhöhung des Bauchdrucks, wie bei der Vorbereitung auf eine Anstrengung): In dieser Phase wird der sympathische Ton reduziert und der Parasympathie erhöht, Daher kommt es auch zu einer leichten, physiologischen Senkung der Herzfrequenz.

Die pathologische Bradykardie kann jedoch mit Herzerkrankungen, systemischen Erkrankungen oder der

Aufnahme von Substanzen zusammenhängen.

Klinische Bradykardie kann sein:

- asymptomatisch: die häufigste Erkrankung, vor allem bei jungen und gesunden Menschen;

- symptomatisch: Gelegentlich kann die Senkung der Herzfrequenz zu einer starken Reduktion der Herzleistung (Blutvolumen innerhalb einer Minute vom Herzen gepumpt) und somit zu einer Reduktion der Durchblutung führen. Daher kann eine Bradykardie mit Symptomen wie Schwindel, Sehstörungen (verschwommenes Sehen oder helles Leuchten), Brustschmerzen, Verwirrtheit, Synkope, Taubheit von Händen und Füßen, Kältegefühl, Atemnot, Erschöpfung bei körperlicher Betätigung, Asthenie, Brustschmerzen auftreten.

Bei einer schweren, asystolischen Bradykardie von mehr als 3 Sekunden kann es bei älteren Patienten mit eingeschränkter kardialer Grundfunktion zu einer erheblichen Abnahme der Perfusion des Zentralnervensystems kommen, die zu einer irreversiblen Schädigung des Gehirns führen kann (Schlaganfall)mehr oder weniger groß, je nachdem wie stark die Perfusion reduziert wurde. Bei symptomatischer Bradykardie können Komplikationen infolge der Synkope auftreten (z. B. Schädeltrauma). Zu den schwerwiegendsten

Folgen zählen jedoch häufige Ohnmachtsanfälle, Unfähigkeit des Herzens, genügend Blut zu pumpen, plötzlicher Herzstillstand oder plötzlicher Tod.

Das EKG einer Person mit dieser Herzrhythmusstörung weist folgende Merkmale auf:

- P-Wellen mit einer Frequenz unter 60 Schlägen pro Minute;

- R-R-Intervall viel länger als normal, gemessen an den Quadraten auf dem Millimeterpapier;

- Langsamer aber regelmässiger Rhythm.

## 11.6 Das Long-QT-Syndrom

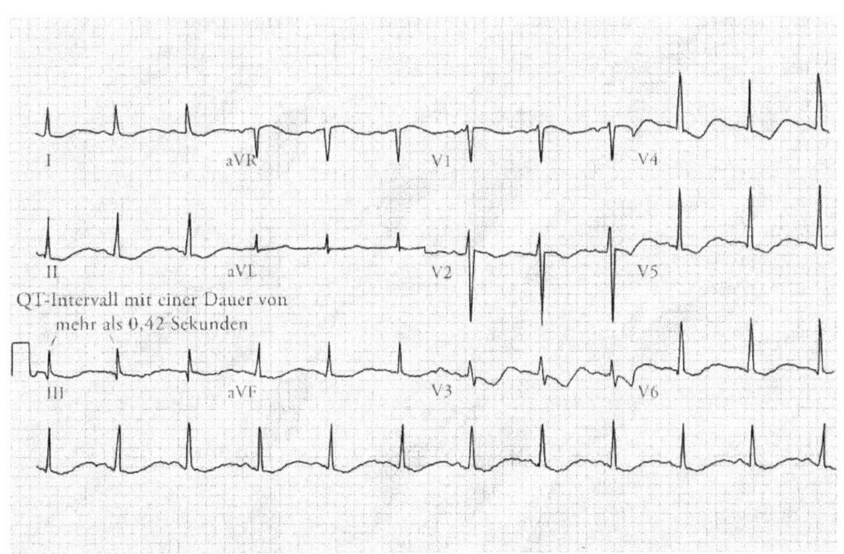

Das Long-QT-Syndrom ist ein Zustand, bei dem das Herz länger braucht als normal, um sich zwischen den Wehen zu entspannen. Es kann zu schnellen und unregelmäßigen Herzschlägen führen, was zu Ohnmacht oder Anfällen führen kann. In manchen Fällen kann das Herz so lange abnormal schlagen, dass es plötzlich den Tod herbeiführt. Das Syndrom kann erblich sein und daher von Geburt an auftreten. Eine erworbene Form wird hingegen durch den Einsatz bestimmter Arzneimittel, ein Ungleichgewicht von Salzen und Mineralien im Körper (Elektrolyt-Ungleichgewicht) und bestimmte Krankheiten verursacht. Das Syndrom ist behandelbar: es können Arzneimittel eingenommen werden, die eine Veränderung des Herzrhythmus verhindern, während in einigen Fällen ein chirurgischer Eingriff oder die Implantation eines Herzschrittmachers oder eines Defibrillators erforderlich sein kann. Ein einfaches EKG kann das Syndrom diagnostizieren: „Long-QT" bezieht sich auf den speziellen Aspekt des EKG-Musters. Das Syndrom ist selten und das erbliche Syndrom tritt bei etwa 1 von 2.000 Menschen auf. Viele Patienten mit Long-QT-Syndrom haben keine Beschwerden (Symptome). Sie können von der Erkrankung aufgrund eines EKG zu einem anderen Zweck oder aufgrund einer krankheitsbedingten Familiengeschichte erfahren.

Werden Störungen gemeldet, so umfassen sie:

- Ohnmacht, die häufigste Erkrankung. Das Herz kann nicht richtig Blut pumpen und das Gehirn bekommt nicht genug Sauerstoff. Das Herz kann nicht richtig Blut pumpen und das Gehirn bekommt nicht genug Sauerstoff. Innerhalb von ein bis zwei Minuten kehrt der Herzschlag wieder zur Normalität zurück, und die Person kommt wieder zu Bewusstsein. Ohnmacht kann auftreten, wenn sich die Person in einem Zustand der Erregung, Wut, Angst oder körperlichen Anstrengung befindet. Im Gegensatz zu Ohnmachtsanfällen aus unterschiedlichen Gründen, die in der Regel durch Warnsignale gekennzeichnet sind, kann bei langem QT das Bewusstsein verloren gehen, auch wenn man keine Ahnung hat, sondern einfach durch plötzliches Klingeln, wie das Klingeln eines Alarms;

- epileptische Anfälle, wenn das Herz weiterhin abnormal schlägt und das Gehirn nicht genügend Sauerstoff erhält, kann es zu einem Anfall kommen;

- plötzlicher Tod, wenn Ihr Herz nicht wieder normal schlägt und ein externer Defibrillator nicht rechtzeitig zur Wiederherstellung der normalen Herzfrequenz eingesetzt wird, kann es auch zu einem plötzlichen Tod kommen.

Anzeichen und Störungen (Symptome) eines Long-QT-Syndroms, vererbbar oder bereits bei der Geburt vorhanden, können bereits beim Fötus oder in den ersten Wochen oder Monaten des Lebens oder sogar im späten Alter auftreten oder gar nicht im Leben auftreten. Die meisten Menschen spüren die erste Erkrankung im Alter von etwa 40 Jahren; der Grund dafür ist noch unklar. Störungen können oft während des Schlafs oder Erwachens auftreten. Es wird empfohlen, sich an einen Arzt zu wenden, wenn Sie während einer körperlichen Betätigung oder einer emotionalen Situation oder nach der Einnahme eines neuen Arzneimittels ohnmächtig werden, insbesondere wenn Sie wissen, dass das Arzneimittel das QT-Intervall verlängern kann. Auch eine Familiengeschichte mit langer QT (Familie ersten Grades, wie Eltern, Geschwister oder Kinder mit QT) sollte dem behandelnden Arzt gemeldet werden. Die Ursache für das Long-QT-Syndrom ist in der Regel genetisch bedingt, was auf ein defektes Gen zurückzuführen ist, das von einem Elternteil geerbt wurde. Mindestens 17 Gene, die mit dem Syndrom assoziiert sind, wurden bisher identifiziert. Das defekte Gen betrifft die Proteine, die die Kanäle bilden, die den Ionenaustausch ermöglichen, wie Natrium, Kalium und Kalium. Sie regulieren die elektrische Aktivität des Herzens, das heißt, sie lassen die Muskeln anschwellen und entspannen. Eine Mutation dieses Gens führt zu einer Funktionsstörung dieser

Kanäle. Einige Arzneimittel können das Long-QT-Syndrom in der erworbenen Form auslösen. Dazu zählen unter anderem: einige Antibiotika, einige Antihistaminika, einige Antidepressiva und Antipsychotika, Diuretika, Arzneimittel zur Aufrechterhaltung des normalen Herzrhythmus (Antiarrhythmika), einige gegen Übelkeit.

Das erworbene Syndrom neigt vor allem Menschen zu befallen, die von Geburt an prädisponiert sind, was erklärt, warum nicht alle Patienten, die die oben genannten Arzneimittel einnehmen, eine Long-QT entwickeln.

Risikofaktoren sind wie folgt:

- eine oder mehrere Verwandte ersten Grades mit der erblichen Form des Syndroms haben;

- Einnahme eines oder mehrerer Arzneimittel, die das Syndrom verursachen können;

- erniedrigte Kalium-, Magnesium- oder Kalziumspiegel im Blut, oft verbunden mit nervöser Anorexie;

- Ohnmachtsanfall;

- epileptische Anfälle.

Das genetische Long-QT-Syndrom wird oft nicht erkannt (diagnostiziert) oder beispielsweise mit Epilepsie verwechselt. Das Syndrom kann jedoch die Ursache einiger ungeklärter Todesfälle bei Kindern und jungen Erwachsenen sein. So könnte zum Beispiel ein unerklärliches Ertrinken einer jungen Person als erstes Anzeichen für das Vorhandensein eines QT-Syndroms in einer Familie dienen. Für die korrekte Bestimmung von QT über einen längeren Zeitraum sind sowohl die ärztliche Untersuchung als auch die Krankengeschichte (Anamnese) wichtig.

Wenn Ihr Arzt das Syndrom vermutet, können Sie unter anderem folgende Untersuchungen durchführen:

- EKG, das den Rhythmus und die elektrische Aktivität des Herzens anhand einer Skizze auf Millimeterpapier anzeigt. Die Prüfung kann im Ruhezustand oder unter Belastung durchgeführt werden, z. B. auf einem Laufband oder einem Fahrradtrainer. Auch Familienangehörige der Person können aufgefordert werden, sich dieser Prüfung zu unterziehen;

- Herz Holter, ein Gerät zum Tragen für einen Tag (24 Stunden) zur Aufzeichnung der Herzaktivität in allen Phasen des Tages (Arbeit, Schlaf, Sport usw.);

- Eine genetische Untersuchung kann erforderlich sein, um das fehlerhafte Gen zu identifizieren, das das lange QT verursacht, und zur Identifizierung anderer Verwandter, die dieses Gen geerbt haben, beizutragen. Es ist wirksam bei der Entdeckung von 3 von 4 Long-

QT-Syndrome Fällen. Die Diagnose basiert auf dem EKG, das eine schwankende QRS-Achse zeigt, mit der Polarität der Komplexe um die isoelektrische Leitung. Das Grund EKG zeigt ein pulskorrigiertes QT-Intervall (Qtc) verlängert. Der Normalwert beträgt etwa 440 Millisekunden, auch wenn er je nach Geschlecht und Individuen unterschiedlich sein kann. Eine genaue Familienanamnese könnte auf ein angeborenes Syndrom hindeuten.

## 11.7 Arrhythmien und die Anwendung von Schrittmachern

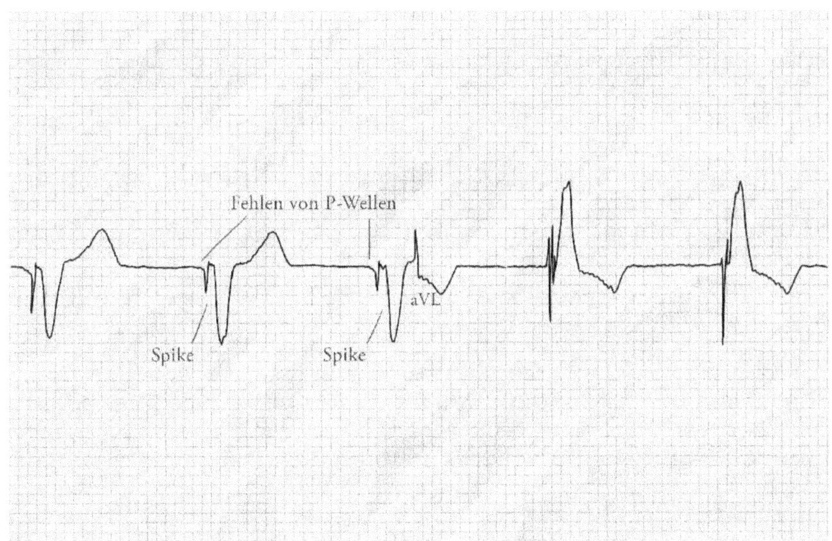


Die Notwendigkeit einer Behandlung von Arrhythmien hängt

von den Symptomen und dem Schweregrad der Arrhythmie ab. Die Behandlung richtet sich an die Ursachen. Falls erforderlich, wird eine direkte antiarrhythmische Therapie eingesetzt, die antiarrhythmische Arzneimittel, Kardiotherapie-Defibrillation, implantierbare Kardioversion-Defibrillation, Schrittmacher (und eine spezielle Form der elektrischen Stimulation, Herzrhythmusstherapie) umfasst Abtreibung durch Katheter, Operation oder eine Kombination davon. Herzschrittmacher sind in der Lage, die elektrische Aktivität des Herzens zu spüren und reagieren bei Bedarf mit elektrischen Impulsen. Die Elektrokatheter eines permanenten Herzschrittmachers werden thoratomisch oder transvenös angeordnet, aber im Notfall kann das Herz durch Elektroden an der Brustwand stimuliert werden. Es gibt zahlreiche Anzeichen für eine Herzschrittmacher-Implantation, aber im Allgemeinen weisen sie eine symptomatische Bradykardie oder eine hohe atrioventrikuläre Blockade auf. Bestimmte Tachyarrhythmien können durch eine kurze Stimulation mit einer höheren Frequenz als die Arrhythmie (Overdrive-Pacing) unterbrochen werden; der Schrittmacher wird dann auf die gewünschte, langsamere Frequenz umprogrammiert. Dennoch werden ventrikuläre Tachyarrhythmien wirksamer mit Mitteln behandelt, die ein kardiovaskuläres und defibrillatorisches Verhalten bewirken können, sowie als Schrittmacher (implantierbare Kardio-

Defibrillatoren oder implantable cardioverter-defibrillators, ICD). Die Arten von Herzschrittmachern werden mit 3 bis 5 Buchstaben bezeichnet, die die stimulierten Herzkammern darstellen, welche Herzkammern fühlen, wie der Schrittmacher auf ein hörbares Ereignis reagiert (hemmt oder aktiviert die Stimulation), wenn der Schrittmacher in der Lage ist, die Stimulation während des Betriebs zu erhöhen (Frequenzmodulation), und wenn die Stimulation mehrere Orte (in beiden anderen Ventrikeln oder mehr als einem Elektrokatheter in einer einzelnen Kammer) umfasst. Ein VVIR-Schrittmacher stimuliert (V) und fühlt (V) Ereignisse in dem Ventrikel, hemmt die Stimulation als Reaktion auf ein hörbares Ereignis (I) und kann seine Stimulationsfrequenz während der Übung (R) erhöhen. VVI- und DDD-Schrittmacher sind die an den häufigsten verwendeten Geräten. Sie bieten einen gleichwertigen Überlebensvorteil. Im Vergleich zu VVI-Schrittmachern scheinen physiologische Herzschrittmacher (AAI, DDD, VDD) jedoch das Risiko für Vorhofflimmern und Herzinsuffizienz zu verringern und die Lebensqualität leicht zu verbessern. Die Fortschritte bei der Entwicklung von Schrittmachern umfassen Low-Energy-Schaltungen, mit Kortikosteroiden versehene innovative Batterien und Elektrokatheter (die zur Senkung der Schwelle der chronischen Stimulation beitragen), die zur Langlebigkeit des Schrittmachers beitragen. Der Modus-Wechsel (Mode-Switching) bezieht sich auf eine automatische Änderung des Stimulationsmodus als Reaktion auf akut auftretende Ereignisse (z. B. Änderung des Modus-Switching-Modus von DDDR auf VVIR bei Vorhofflimmern). Kürzlich wurden ventrikuläre Herzschrittmacher ohne Elektroden, bestehend aus einem Impulsgenerator und einem vollständig in der rechten Herzkammer enthaltenen Elektrokatheter, eingeführt. Sie werden unter Verwendung besonders konstruierter Injektionssysteme intravenös platziert und durch Schrauben oder Zähne im rechten Ventrikel zurückgehalten. Die derzeit verwendeten Leadless-Schrittmacher haben eine Größe von etwa 1 mL, 2 g Gewicht und sind VVI oder VVIR.

Es kann zu Komplikationen bei der Verwendung von Schrittmachern kommen, weil diese nicht immer richtig funktionieren; es gibt Ereignisse der Oversensing des Schrittmachers, bei denen die Ursache für die Fehlfunktion sein kann: Versagen der Gangart, Versagen beim Einfangen, eine Stimulation mit einer ungewöhnlichen Frequenz. Tachykardie ist eine sehr häufige Komplikation. Herzschrittmacher mit Frequenzmodulation können die Stimulation auch als Reaktion auf Vibrationen, Muskelaktivität oder Interferenzen von Magnetfeldern während eines MRT erhöhen.

Bei Schrittmacher-vermittelter Tachykardie (Pacemaker-Mediated tachycardie, PMT) spürt ein normalerweise funktionierender bikameraler Schrittmacher nach einem ventrikulären Ereignis (d. h. einem vorzeitigen [extrasystolischen] Puls oder einem stimulierten Herzschlag) durch den atrioventrikulären Knoten oder einen Nebenweg; auf dieses Ereignis folgt eine ventrikuläre Stimulation, die wiederum zurückgeschoben wird, wodurch eine Tachykardie mit schnellem und repetitivem Zyklus erzeugt wird. Andere Komplikationen, die mit normalerweise funktionierenden Geräten verbunden sind, umfassen die Cross-Talk-Hemmung (buchstäblich, Konversation)bei dem der stimulierte atriale Impuls vom ventrikulären Elektrokatheter mit nachfolgender unangemessener Hemmung der ventrikulären Stimulation und dem Pacemaker-Syndrom wahrgenommen wird, bei denen atrioventrikuläre Asynchronie, die durch ventrikuläre Stimulation induziert wird, vage und intermittierende zerebrale Symptome (z. B. Hohlkopf), Zervikal (z. B. Nackenpulsationen) oder Atemwege (z. B. Dyspnoe) hervorruft. Das Pacemaker-Syndrom besteht aus der Wiederherstellung einer atrioventrikulären Synchronität durch atriales Pacing, monocameraler ventrikulärer Stimulation mit atrialem Sensing oder, in der Regel, einer bikameralen Stimulation. Die Umweltbelastung wird durch elektromagnetische Quellen wie Skalpell und MRT verursacht, obwohl MRT durchgeführt werden kann, wenn sich der Generator und die Elektrokatheter des Schrittmachers nicht in dem Magnet befinden. Mobiltelefone und elektronische Sicherheitsgeräte sind eine potenzielle Störquelle; Telefone dürfen nicht in der Nähe des Generators aufgestellt werden, aber sie sind kein Problem, wenn sie normalerweise zum Sprechen verwendet werden (also neben dem Ohr). Durch die Metalldetektoren zu gehen, verursacht keine Funktionsstörung des Herzschrittmachers, solange die Patienten nicht lange darunterbleiben.

# Schlussfolge

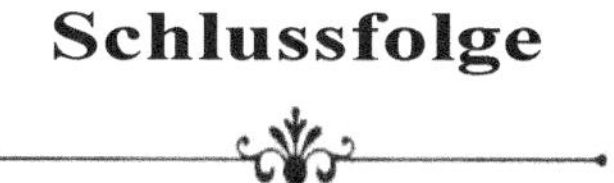

Wir haben gesehen, dass der Einsatz eines Instruments wie EKG in der täglichen medizinischen Praxis sowohl bei schweren Erkrankungen als auch bei Routinebedingungen von entscheidender Bedeutung ist.

Die Kenntnis und Untersuchung der Herzstruktur und -funktion ist zwar notwendig und für die Verwendung von EKG als medizinisches Hilfsmittel unverzichtbar, aber eine vereinfachte und synthetische Exposition der Hauptbestandteile dieses Diagnosegerätes; können uns helfen, die Ergebnisse der Berichte und Besuche besser zu verstehen.

Es ist in der Tat wichtig zu betonen, dass die Absicht dieses Buches keineswegs darin besteht, die Fachleute auf diesem Gebiet durch Improvisation und Selbstdiagnose oder -diagnose zu ersetzen. Dieses Buch soll eher ein unterstützendes Werkzeug sein, das uns in die Lage versetzt, potenzielle Anomalien oder Veränderungen zu erkennen und uns zu veranlassen, so schnell wie möglich nach einem Spezialisten zu suchen, um zu einer Früherkennung mit hoher Heilungsrate zu gelangen.

Wissen ist sehr wichtig, und es ist auch sehr wichtig, sich selbst und all die Signale zu verstehen, die der Körper, auf die eine oder andere Weise sendet, Die Diagnoseinstrumente sind wertvoll, aber allein ist nicht genug Aufmerksamkeit nötig, wenn wir so gesund wie möglich bleiben wollen.

Im Bereich der Prävention ist es sinnvoll, einfache Ratschläge in Bezug auf;

- Untersuchungen auf Cholesterin und Blutdruck

- Vermeiden Sie Rauchen und Lebensmittel, die „schädliche" Fette enthalten, da nicht alle Fette gleich fett sind, wählen wir die Fette, die gut sind, um den Körper nicht zu beschweren und nicht gesund zu spielen

- Die Ernährung soll so gesund wie möglich sein und es ist gut, wenn man sich ein wenig bewegt, wenn man zusammen mit schlechten Angewohnheiten sitzt, ist das gar nicht gut fürs Herz.

- Auch Wasser ist wichtig, denn so bleibt das Blut flüssig

- Ein weiteres wichtiges Element ist der Schlaf, wer wenig oder schlecht schläft, hat ein höheres Risiko für

Herzerkrankungen. Wenn wir schlafen, sinkt der Blutdruck und das Herz profitiert davon.

Zusätzlich zu den oben genannten Faktoren muss der Stress so weit wie möglich reduziert werden, und wenn er chronisch ist, besteht das Risiko, dass Herzerkrankungen auftreten, was auf den hohen Cortisolspiegel im Blut zurückzuführen ist, der auch als Stresshormon bezeichnet wird. Im Laufe des Tages ist es gut, ein Gleichgewicht zu finden, das für mehr Wohlbefinden sorgt.

Es ist auch wichtig, die Geschichte unserer Familie zu kennen, vor allem was die chronischen oder erblichen Erkrankungen angeht, die in der nächsten Familie aufgetreten sind. Die Prävention ist das größte Instrument, das uns zur Verfügung steht, denn Schäden, die durch Stress oder schlechte Angewohnheiten verursacht werden, zeigen sich nicht so schnell, sondern über die Jahre.

Wenn Sie sich besser kennen, können Sie mit Ihrem Arzt eine geeignete Behandlungsstrategie entwickeln, die auch spezifische Untersuchungen umfasst, die bestimmte Aspekte des Herzens und unserer Gesundheit im Allgemeinen untersuchen. Es beginnt immer mit einer kardiologischen Untersuchung, um die Funktionsfähigkeit des Herzens zu untersuchen, mit spezifischen oder allgemeineren Untersuchungen.

Wenn Sie zuhören und Ihr Herz kennen, sind Sie auf dem richtigen Weg. In der Hoffnung, dass meine Arbeit für Sie nützlich und lehrreich ist, fordere ich Sie auf, mehr über die präventive Seite der Medizin zu wissen, die nicht nur als Endpunkt betrachtet werden darf, wenn Sie ein Symptom bemerken. Oft, wenn dies bereits eine Krankheit ist, können wir mit den Instrumenten, die uns zur Verfügung stehen, unseren Gesundheitszustand besser und genauer verstehen.

Das Herz ist wichtig, weil es der Motor unseres Lebens ist!